OBSERVATIONS

SUR

LES MALADIES

DES NEGRES,

LEURS CAUSES, LEURS TRAITEMENS

ET LES MOYENS DE LES PRÉVENIR.

Par M. *DAZILLE*, *Médecin, Penſionnaire du Roi, ancien Chirurgien - Major des Troupes de Cayenne, des Hôpitaux de l'Iſle de France, &c.*

 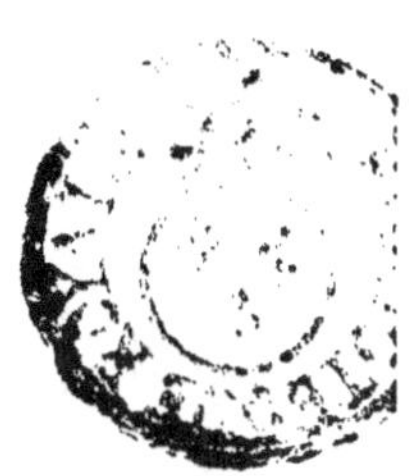

A PARIS,

Chez D I D O T le Jeune, Libraire, quai des Auguſtins.

M. DCC. LXXVI.

Avec Approbation, & Privilege du Roi.

A MONSEIGNEUR
DE SARTINE,
MINISTRE ET SECRÉTAIRE
D'ÉTAT,
AYANT LE DÉPARTEMENT
DE LA MARINE.

MONSEIGNEUR,

LES Propriétaires dans les Colonies, ces Cultivateurs de denrées autrefois inutiles, maintenant nécessaires, qui ont étendu le Commerce de la Nation, & imposé une espece de tribut à l'Etranger, voient trop souvent leur espérance trompée par la mortalité des esclaves ; & l'intérêt de l'Etat perd dans ces occasions en proportion & à mesure que l'intérêt particulier souffre.

Les Afriquains, que la cupidité de l'Europe voue à l'esclavage, sont la partie de l'espece humaine la plus malheureuse & la plus négligée, malgré leur utilité. L'humanité, l'intérêt personnel, la politique, tout invite à la secourir.

L'humanité, Monseigneur, eh! à qui sa voix se fait - elle mieux entendre qu'à vous ! Parler en sa faveur, écrire pour elle, est un moyen certain de bien mériter d'un Ministre qui, dans d'autres emplois, sut toujours la respecter & qui la secourut par-tout avec le feu du sentiment.

Une expérience suivie, une observation toujours attentive, m'ont acquis des connoissances qui peuvent contribuer à la conservavation de ces êtres malheureux, qui le seront moins lorsqu'ils jouiront d'une bonne santé, & qu'ils seront mieux traités dans l'état de

a iij

maladie. Je les donne au Public avec confiance : votre nom chéri les fera rechercher ; & d'après l'expérience, je ne puis pas douter qu'elles ne soient utiles.

J'ai l'honneur d'être avec le plus profond respect,

MONSEIGNEUR,

Votre très-humble & très-obéissant serviteur, DAZILLE.

LETTRE

DE M. ANTOINE PETIT,

Docteur-Régent de la Faculté de Médecine en l'Univerſité de Paris, Membre des Académies Royales des Sciences de Paris & de Stockholm, de la Société d'Agriculture, & ancien Profeſſeur Public d'Anatomie & de Chirurgie, & de l'Art des Accouchemens, Inſpecteur des Hôpitaux Militaires, &c. à M. DE BOYNES, Miniſtre de la Marine.

MONSEIGNEUR,

VOUS m'avez chargé de lire le Manuſcrit de Mr DAZILLE. Je l'ai fait. J'ai trouvé que cet Ouvrage renfermoit des vues neuves, très-utiles, bien

préfentées, & je fuis convaincu, Mon-
SEIGNEUR , que fi l'on met à exécution
ce que M^r D AZILLE propofe , on y
gagnera beaucoup ; en conféquence
je crois l'Ouvrage & l'Auteur très-
dignes de votre protection.

J'ai l'honneur d'être avec un profond
refpect,

MONSEIGNEUR,

Paris, 27 Février 1772.

Votre très-humble & très-obéiffant
ferviteur, A. PETIT, D. M. P.

AVERTISSEMENT.

J'Ai tenu des regiſtres exacts des noms & qualités des malades que j'ai traités dans les Hôpitaux du Roi : ces regiſtres contiennent des obſervations circonſtanciées ſur les maladies de chaque individu, ſur les moyens employés pour les guérir, la longueur de leurs traitemens, les particularités relatives aux tempéramens, aux tems, aux lieux, à tout ce qui peut concerner chaque maladie & chaque malade en particulier ; & c'eſt d'aprés ces obſervations que cet Ouvrage a été fait.

J'ai généraliſé les matieres, au lieu de m'appeſantir ſur des détails qui m'auroient conduit à faire imprimer pluſieurs volumes ; mais dans tout Art & dans toute Science il faut partir des principes, & ſe conduire à leur lumiere. Il ſeroit à ſouhaiter que, dans la Pratique, les gens de l'Art ſuiviſſent cette maxime, ſur-tout dans les colonies communément affligées de maladies violentes plus rares, &, pour ainſi dire, étrangeres à nos climats, dans lesquelles l'obfervation eft fi néceffaire.

C'eft d'après ces confidérations que je n'ai placé dans cet Ouvrage qu'un petit nombre de faits ; je me réferve d'en faire imprimer un jour plufieurs autres , & je me flatte de les caraété-rifer d'une maniere qui pourra être utile à ceux qui entreront dans la car-riere que je cours , & à l'humanité en général.

J'ai tâché de me garantir de l'efprit de fyftème qui, de nos jours, a ufurpé l'empire des Sciences & des Arts ; j'ai eu principalement pour objet, en écri-vant, de faire connoître la vraie ma-niere de traiter les maladies produites par une nourriture infuffifante , le défaut de vêtemens & les travaux forcés.

La pratique de la Médecine m'a occupé tout entier ; les queftions vai-nes , l'étude des hypothefes ou plutôt des rêveries des Auteurs qui écrivent avant d'avoir pratiqué , ne peuvent que retarder les progrès de cette Science , & nuire à l'humanité.

Les apparences font trop fouvent trompeufes , la grande fcience du Mé-decin eft l'obfervation ; d'elle feule

dépend la juste application des principes. La pratique fournit tous les jours
des exemples de maladies longues, très-
difficiles à guérir, produites par de
petites caufes en apparence, qui, n'étant
pas apperçues, agiffent fans ceffe, &
conduifent infenfiblement les malades
au tombeau.

Pour rendre cet Ouvrage plus utile,
lorfque j'ai confeillé l'ufage de quelques
médicamens, j'en ai fait connoître,
foit dans les notes, foit dans le texte,
la nature & les propriétés ; mais n'ayant
rien dit de *l'éther*, j'ai cru devoir placer ici le détail fuivant fur ce remede
précieux, trop rarement employé en
médecine.

L'éther eft un compofé réfultant
d'une reaction particuliere des acides
fur l'efprit-de-vin.

Il y a quatre fortes *d'éthers*. Ils prennent le nom des acides dont ils font
formés ; favoir, le *vitriolique*, le
nitreux, le *marin* & *l'acéteux*. Ces
liqueurs different entr'elles par la difficulté qu'elles ont à s'unir, par l'exacti-
tude de la combinaifon, par leur action
& leur énergie particulieres.

Le mélange de l'acide vitriolique

avec fon poids d'efprit-de-vin , donne par la diftillation quatre liqueurs, dont la feconde rediftillée enfuite à feu doux avec un peu d'alkali du tartre bien pur, fournit d'excellent *éther* vitriolique.

L'union de l'acide nitreux avec l'efprit-de-vin eft très - tumultueufe , & produit fouvent des explofions funeftes; cependant M. Navier , Médecin de Châlons , a démontré qu'on pouvoit diminuer le danger avec certaines précautions , dont la principale eft de mettre le mêlange dans des bouteilles folides, comme celles de Seve , bien bouchées & enfermées dans de la glace jufqu'à ce qu'il fe foit formé des couches d'*éther* à fa furface , mais le produit de cette opération eft très-peu de chofe relativement aux embarras qu'elle occafionne.

Le nouvel appareil Anglois de M. Woulfe eft, à la vérité , plus expéditif , mais il eft très-difpendieux & également dangereux : ce qui le rend prefque impraticable.

M. de la Planche , Apothicaire de Paris , a découvert un nouveau procédé qui donne en peu de tems , à peu de frais & fans danger , beaucoup de bon *éther nitreux*. Cette opération n'eſt autre choſe que la décompoſition du nitre purifié par l'acide vitriolique & l'eſprit-de-vin mêlés enſemble. M. de la Planche me l'avoit communiquée en 1773 , avant ſon voyage à Saint-Domingue. Il décompoſe de la même maniere le ſel marin & la terre foliée de tartre , afin d'en dégager les acides pour faire les *éthers marin & acéteux.*

M. Bucquet D. M. P. & M. de la Planche ont répété avec le plus grand ſuccès cette opération en 1775 & 1776 ; par la même méthode , ils ont réuſſi à faire auſſi parfaitement les *éthers marin & acéteux* , qu'on n'avoit pu obtenir juſqu'ici qu'avec la plus grande difficulté , ſuivant la méthode de M. le Marquis de Courtenvaux, en mêlant à l'eſprit-de-vin ſon poids de liquéur fumante de Libavius pour *l'éther marin* , & de vinaigre radical par le cuivre pour *l'éther* acéteux , ſuivant celle de M. le Comte de Lauragais. Mais ces procédés très-diſpendieux par eux-mêmes , fourniſſent encore des réſultats très-imparfaits.

Les détails du nouveau procédé déja confié à l'Académie , deviendront publics lorſqu'ils auront été perfectionnés par des expériences ultérieures & complettement décisives.

De ces quatre *éthers*, le vitriolique est le plus subtil, le plus actif, le plus d'usage en médecine dans la syncope, le hocquet, les convulsions, la cardialgie, les maux d'estomac, les indigestions (*a*), *&c.*

Des trois autres, il n'y a que le nitreux dont quelques Praticiens commencent à faire usage, & qu'ils emploient comme diurétique doux & calmant, très-efficace. Ils le préferent aux limonades minérales comme moins agaçant, moins styptique, ils l'ordonnent dans

---

(*a*) M. de la Planche, dans ses traversées de France à Saint-Domingue & de Saint-Domingue en France, s'est servi de l'*éther*, avec beaucoup de succès, pour remédier au relâchement de l'estomac occasionné par le mouvement du vaisseau; cette maladie connue sous le nom de *mal de mer*, est cet état pendant lequel on éprouve des foiblesses, un mal-aise universel, une moiteur presque continuelle, des envies de vomir; le pouls est très-petit, serré, le visage décoloré, les extrêmités froides, & on ne reçoit de soulagement, même momentané, que par le vomissement.

Je suis persuadé que lors du mal de mer l'action de l'estomac reste, pour ainsi dire, suspendue jusqu'à ce que le corps se soit fait au mouvement du vaisseau.

M. de la Planche a aussi conseillé l'*éther* dans l'ivresse, & il en a recueilli les meilleurs effets.

des juleps appropriés ; & c'eſt dans les mêmes vues que depuis long-tems beaucoup d'autres emploient l'eſprit-de-nitre dulcifié, qui eſt une combinaiſon d'une partie d'acide nitreux foible contre deux parties d'eſprit-de-vin.

TABLE
DES MATIERES
Contenues dans ce Volume.

OBSERVATIONS

OBSERVATIONS

SUR

LES MALADIES

DES NEGRES.

INTRODUCTION.

LA population des colonies en détermine le degré de prospérité. Nombreuse, elle en fait la force & la richesse ; foible ou médiocre, elle en indique à-la-fois la pauvreté & la langueur.

EN GÉNÉRAL, toutes les colonies existent ou doivent exister sous ces deux rapports, force & richesse ; ce

A

font-là les deux grands objets de leur deſtination. La richeſſe reflue dans le royaume, & concourt puiſſamment à ſa proſpérité générale ; la force aſſure ces avantages contre les ennemis du dehors, indépendamment des ſecours de la métropole, toujours trop incertains & trop tardifs.

CE n'eſt ſpécialement que dans une population abondante de Negres que les colonies trouvent la ſource primitive de leur opulence ; car ſans Negres point de culture, point de produits, point de richeſſes.

UNE colonie uniquement peuplée d'Européens peut bien devenir, après une longue ſuite d'années, colonie de force, mais elle ne ſera que cela ; la richeſſe ne ſera jamais ſon partage : tel a été le Canada.

D'APRÈS cet expoſé, l'on voit que

(3)

l'introduction des Negres dans une colonie eſt le moyen majeur & fondamental
de ſa proſpérité ; & que la conſervation
de ces êtres malheureux eſt ce qui rend
ce moyen efficace. Rechercher les
cauſes des maladies qui les affeᶜtent,
ſuivre ces maladies dans leur commencement, leur progrès, leur terminaiſon,
& en indiquant les moyens d'y remédier, former un réſultat qui tende à
arrêter la dépopulation effrayante de
l'eſpece, c'eſt s'occuper de ce qui eſt
utile aux Colons en particulier, au
Commerce de la Nation en général,
& à la proſpérité de l'État.

TEL eſt le but de cet Ouvrage :
puiſſé-je parfaitement le remplir ; puiſſent ceux qui exercent l'art de guérir
dans les colonies, reconnoître, comme
moi, par l'expérience journaliere, que
les moyens que je préſente pour le
traitement des maladies des Négres
ſont les plus efficaces ; puiſſent auſſi

A ij

les habitans des colonies fentir que la diminution des caufes de ces maladies eft entre leurs mains ! ce feroit offenfer leur délicateffe , que de leur faire envifager cette diminution comme uniquement utile à leurs intérêts : les foins qu'ils fe donneront pour l'opérer, auront un motif plus noble & plus fatisfaifant pour leurs cœurs , puifqu'ils feront en même tems des actes d'humanité & de bienfaifance.

En arrivant dans une colonie, l'homme de l'art doit examiner la fituation du pays , les lieux élevés , les marais , leurs diftances des habitations ou des villes, les vents qui regnent le plus ordinairement , les qualités des eaux , le genre de vie des habitans , leurs mœurs , leur nourriture , leurs travaux , enfin leur maniere de fe vêtir.

Pour acquérir ces lumieres & les rendre utiles à l'humanité , il faut être

(5)

un homme inftruit , laborieux , & avoir l'amour de fon état.

CES premieres connoiffances le conduifent à l'étude de celles qui tiennent de plus près aux hommes qu'il doit fecourir , telles que leurs tempéramens , & tout ce qui peut y occafionner des différences ; il cherche quelles font les humeurs prédominantes qui les conftituent & les caractérifent en particulier.

Nos tempéramens participent de ceux de nos peres & meres ; ils fe modifient par les alimens & par l'air ; les idées & les opinions qui nous font préfentées, ou que nous acquérons nousmêmes , font encore des différences dans la combinaifon de ces caufes : delà cette diverfité frappante dans chaque individu , delà le plus ou le moins d'étendue dans le cerveau & les autres parties ; de tenuité dans le tiffu &

l'arrangement des nerfs ; delà enfin la qualité & la quantité des liquides qui mettent ces fibres en jeu, en leur imprimant des mouvemens.

LE Médecin ne doit donc pas se borner à la connoissance de l'homme, de sa composition, de son état de santé & de maladie ; il faut encore qu'il s'applique à connoître tous les corps qui nous environnent, de quelle maniere ils agissent sur nous, & comment par leur contact médiat ou immédiat ils peuvent nuire ou être utiles.

LA connoissance de la situation & des productions des lieux tient de très-près à celle des maladies ; les habitans des pays bas & humides, entourés d'eau, sont nécessairement sujets aux maladies produites par le relâchement des solides & la staze des fluides ; au contraire ceux qui habitent des lieux secs, arides, brûlés par le soleil, sont sujets aux

maladies oppofées dépendantes de l'érétifme, de la féchereffe & de la trop
grande action des folides.

L E S uns & les autres font d'ailleurs
plus ou moins difpofés à ces différentes
maladies par la diverfité de leurs tempéramens : ainfi un grand nombre des
habitans des pays pluvieux, de ceux
fur-tout où les eaux font ftagnantes,
ont le ventre gros, le vifage hâve, les
jambes grêles, mal affurées, & une
difpofition à l'œdemacie ; tandis que
les habitans des lieux arides ont au
contraire la fibre feche, contractile,
font moins gras, plus fanguins, difpofés
à l'inflammation, & particulierement
aux inflammations vraies (1).

L'EXPÉRIENCE, ce guide affuré de
la Médecine, prouve que tous les lieux

____

(1) Je me propofe d'entrer dans de plus grands
détails fur ce fujet, dans mes obfervations fur les
maladies des Blancs dans les colonies.

A iv

ne font plus ou moins falubres, qu'en raifon des différences ci - deffus. Les grandes chaleurs de la Zone Torride, que l'on a mal - à - propos confidérées comme caufe premiere des maladies de fes habitans, & principalement de celles qu'y éprouvent les nouveaux-venus d'Europe, ne font que développer ces caufes, & leur donner plus ou moins d'activité : ainfi les habitans de l'Ifle de Saint-Domingue, fituée du 17e au 20e degré de latitude-nord, ont été & font encore fujets à des maladies violentes ; pendant que ceux de Pondichéry, fitué par 12 degrés de même latitude, en font, pour ainfi dire, exempts, quoique la chaleur y foit beaucoup plus grande, parce que cette ville fituée plus près de la ligne, eft d'ailleurs bâtie fur le fable qui, à la maniere des reverberes, concentre, rapproche & réfléchit les rayons du foleil ; mais Pondichéry eft éloigné des marais, & les villes & les quartiers reconnus malſains à Saint-Domingue, en ſont très-voiſins.

La même obſervation a lieu à l'Iſle de Cayenne & à la Guyane ; les habi-tans des établiſſemens voiſins des marais éprouvent de très-grandes maladies, tandis que ceux des habitations heureuſement ſituées, ſur-tout bien aërées & favoriſées par des eaux courantes, en ſont preſque exempts.

Cayenne étant ſituée par 4 deg. 56 min. de latitude-nord, l'air devroit y être plus chaud que dans nos autres colonies plus éloignées de la ligne ; cependant il y eſt beaucoup plus frais, parce que pendant neuf mois de l'année, & quelquefois davantage, il y eſt tempéré par des pluies chaque jour répétées, & que les vents viennent ſi conſtamment du côté de la mer, qu'on y éprouve à peine quatre jours de l'année ceux de terre.

C'est pendant la féchereffe que les maladies régnent à Cayenne, c'eft au contraire dans le tems des pluies (2) qu'elles exercent leurs ravages à Saint-Domingue. Cette différence vient à Cayenne de ce que dans la faifon des pluies les marais, vulgairement appellés *palétuviers*, ont une quantité d'eau fuffifante pour s'entretenir fans corruption & fe renouveller peu-à-peu par le flux & reflux de la mer, qui s'y manifefte toujours affez fenfiblement pour être obfervé, au moins dans les grandes marées. Les faifons pluvieufes paffées, les eaux croupiffent, fe corrompent, & occafionnent, par leur putréfaction, celle d'une quantité infinie d'infectes & d'animalcules, dont les émanations fe répandent dans l'air, delà paffent dans les poumons par la refpiration, & portent dans les humeurs le germe des maladies qui affligent les habitans des lieux circonvoifins.

____

(2) Saifon connue fous le nom d'*hivernage*.

A Saint - Domingue , où il y a beaucoup de ferein , il eft dangereux de s'y expofer , foit pour y dormir , foit en s'y tenant feulement découvert & fur-tout la tête.

Les dangers augmentent confidérablement dans les mois de Juin , Juillet & Août , à caufe des coups de vents fréquents & des pluies qu'on y éprouve. J'obferve encore que ces trois mois font ceux de l'année où cette colonie reçoit plus perpendiculairement les rayons du foleil : ainfi l'augmentation de la chaleur , jointe à une plus grande humidité , conftitue l'air chaud & humide fi dangereux & fi funefte , lorfque , comme à Saint-Domingue , une prodigieufe quantité d'infectes périffent & fe reproduifent avec autant de facilité & de promptitude. Les marais , dans le plus grand nombre defquels les eaux corrompues répandent une odeur très-puante , fervent de repaire à cette

multitude d'animalcules dont les miaf-
mes font entraînés par les vents (3) dans
plufieurs quartiers de l'Ifle , où ils caufent des maladies plus ou moins graves,
en raifon des diftances & des autres
caufes concomitantes.

Nous avons dit que plus les lieux
font expofés aux caufes ci-deffus, plus
les maladies que leurs habitans éprouvent font graves : la mortalité exceffive
des Européens établis dans le Bengale
fur les bords du Gange , en eft une
preuve convaincante : en effet les Anglois à Calcutta , les Danois à Syrampour , les François à Chandernagor , &
les Hollandois à Chinfurat , éprouvent
des maladies relatives à ces différences.

Ces établiffemens font fitués entre
le 20 & le 23ᵉ degré de latitude-nord ,

---

(3) On a conftamment à Saint-Domingue le matin
les vents de terre ; viennent enfuite ceux de la mer ;
les premiers font appellés *brifes de terre* , & les feconds
brifes du large.

à 60 lieues de diſtance de la mer. Là les bords de ce fleuve ſont couverts de plus ou moins d'eaux croupiſſantes en proportion des divers niveaux de leurs terreins.

C ES quatre établiſſemens ſont très-malſains ; mais on obſerve que la violence & la fréquence des maladies y ſont relatives à la proximité & à l'étendue des marais ; ainſi Calcutta étant le plus bas, on y eſt plus expoſé qu'à Syrampour, ſitué à quatre lieues plus haut ; en s'élevant un peu plus, Chandernagor , diſtant de trois lieues de Syrampour, eſt moins inſalubre : Chinſurat enfin , diſtant d'une lieue de l'établiſſement François, eſt preſque exempt de maladies.

A MESURE donc qu'on s'éloigne des marais , l'air devient de plus en plus ſalubre ; & par cette heureuſe gradation, Bandel, ſitué à une lieue de

Chinsuras, étant bien découvert & plus élevé, l'air y est si pur, que l'on y envoie les convalescens qui s'y rétablissent avec plus de facilité.

On observe la même insalubrité de l'air à Jougdia, village situé au milieu des marais & des bois, tandis que celui des montagnes élevées de Chatigan est de la plus grande salubrité.

Les Européens qui habitent les parties basses des bords du Gange sont sujets à une fievre maligne si funeste, qu'elle tue quelquefois le malade en vingt-quatre heures. Elle est connue dans le pays sous le nom de *fievre d'Ava*, parce qu'elle vient le plus souvent à la suite des vents d'est, & que le royaume d'Ava est à l'est de ces établissemens. On y observe plus ordinairement des fievres intermittentes, difficiles à guérir, sujettes à récidives, sans cependant laisser communément

(15)

après elles des suites fâcheuses : il n'en est pas de même de la diarrhée & de la dyssenterie, qui y sont très-dangereuses.

La maniere de vivre & de se conduire, rend les habitans plus ou moins sujets à ces maladies. Le serein est sur les bords du Gange encore plus dangereux qu'à Saint-Domingue, parce qu'il s'exhale, principalement pendant la nuit, des vapeurs nitreuses (4), qui resserrent subitement les pores de toute l'habitude du corps, & en suspendant ainsi l'excrétion de l'insensible transpiration, causent quelquefois en moins de douze heures la mort de ceux qui s'y sont exposés.

____

(4) Un morceau de viande fraîche exposé à l'air pendant une nuit, se trouve le lendemain couvert de nitre au point de pouvoir être conservé pendant plusieurs jours.

Le Bengale est le pays du monde le plus abondant en salpêtre : il y est fossile, & on en leste les vaisseaux qui reviennent en Europe.

Nous avons déja obfervé que les Européens dans le Bengale font fujets aux maladies violentes , à de vraies inflammations , parce que faifant un grand ufage de toutes les viandes du pays , de vin & autres liqueurs fermen-tées , leurs alimens contiennent beau-coup de fucs nourriciers & de parties fpiritueufes. A la fuite de ces maladies aiguës , leurs fibres tombent dans l'ato-nie ; delà les affections oppofées , telles que les obftructions , la cachexie que les naturels éprouvent fans avoir eu de maladies inflammatoires , attendu que leurs fibres font habituellement dans l'état de relâchement.

Le plus grand nombre des naturels du Bengale ne vit au contraire que de riz & autres fubftances végétales , de lait & de poiffon ; nourriture très-convenable pour s'oppofer aux effets de la chaleur du climat , & à la putref-cence des humeurs , mais qui , dans les

pays

pays chauds , n'eſt pas aſſez tonique
pour remédier au relâchement des fibres
de tout le corps , ſur-tout de celles de
l'eſtomac : c'eſt pourquoi les naturels
du pays n'éprouvent preſque aucune
des maladies auxquelles les Européens
ſont expoſés ; mais auſſi le défaut de
reſſort & d'action de leurs ſolides les
rend-il ſujets aux obſtructions , particulierement à celles du bas-ventre , connues
dans le pays ſous le nom de *baſſe.*

Une autre cauſe de maladie encore
particuliere aux naturels du Bengale ,
c'eſt d'avoir dans leurs baſſes-cours des
eaux croupiſſantes , où , par principe
de religion , ils ſe lavent pluſieurs fois
le jour. Il eſt inutile de faire obſerver
que ces eaux corrompent l'air qu'ils
reſpirent & portent en même tems leurs
mauvaiſes qualités dans la maſſe générale des liqueurs par les pores de la
peau : & , à combien de maux ne ſont
pas expoſés ceux qui ſe trouvant éloignés

des eaux courantes, en font leur boiffon ordinaire !

Les Hollandois, qui par leur activité & leur induftrie ont fu fe garantir de pareils fléaux en Europe, n'ont pas eu le même fuccès dans quelques-unes de leurs colonies, telles que dans l'Ifle de Java, fituée par 5 degrés de latitude-fud, faifant partie du détroit de la Sonde, où ils ont une très-grande ville, nommée *Batavia*, fituée dans un lieu très-bas, très-humide, entouré de bois & d'eaux ftagnantes.

A toutes ces caufes certainement fuffifantes pour rendre Batavia un lieu très-infalubre, fe joignent dans les mois de Juin, Juillet & Août, les vents de terre qui, après s'être chargés des émanations des corps putréfiés, y portent leurs mauvaifes qualités, & font de Batavia une des villes les plus mal-faines de l'univers.

(19)

Les habitans de Batavia, mais principalement les nouveaux-venus d'Europe,
y éprouvent des maladies si violentes,
qu'il passe pour constant qu'elles enlevent chaque année la moitié de ces
derniers.

Ces maladies sont, comme aux environs des bords du Gange, des fievres
putrides, malignes & des dysenteries ;
dans l'un & l'autre pays, les campagnes
éloignées des marais, & qui sont bien
élevées, sont très-salubres : c'est pour
cela que les Anglois dans le Bengale,
& les Hollandois à Batavia, tiennent
leurs troupes cantonnées dans des lieux
élevés, d'où elles viennent faire le service des villes ; sans cette sage précaution, leurs garnisons périroient en peu
de tems : il seroit à souhaiter pour l'humanité, que les autres nations établies
dans des colonies insalubres prissent les
mêmes précautions ; elles ont été con-
seillées aux François en 1768 par un

grand Militaire , Phyſicien inſtruit , &
vraiment ami de l'humanité (5).

CE que nous avons obſervé à Saint-
Domingue , à Cayenne , à Pondichéry,
dans le Bengale & autres établiſſemens ,
ſoit en Aſie , en Afrique & en Amérique,
s'obſerve également à l'Iſle de Madagaſcar , ſituée entre le 11ᵉ & le 26ᵉ degré de
latitude ſud. Les Européens qui s'y ſont
établis auprès des marais , ont conſtamment éprouvé , ſur-tout pendant l'hivernage , des fievres putrides , malignes , &
principalement la dyſſenterie qui n'eſt
quelquefois dans ce cas que ſymptome d'une très-grande malignité. Mais
l'on obſerve que les Chefs-Negres , qui
habitent l'intérieur de l'Iſle , éprouvent
les mêmes maladies que les Européens,
lorſqu'ils viennent ſur les rives vendre
leurs eſclaves ou leurs beſtiaux ; ce qui

----

(5) M. Dumas , alors Commandant-Général des
Iſles de France & de Bourbon.

fait préfumer qu'il n'y a d'infalubre que
les côtes.

D'APRÈS ces détails, l'on voit à quels
dangers font expofés les hommes qui
vivent près des eaux ftagnantes. Les
gens inftruits connoiffent cette vérité,
& en conviennent. La caufe du mal
connue, le remede eft aifé, & peut-
être plus facile à mettre en pratique que
l'on ne penfe : deffécher les marais où
donner un libre cours à leurs eaux, à
l'aide des différentes machines que la
Phyfique moderne a inventées, & dont
quelques nations ont fu tirer de fi grands
avantages.

C'EST une vérité trifte & frappante
pour l'humanité, que, de tems immé-
morial, on ait obfervé que toutes les fois
que les fleuves & les rivieres fe débor-
dent, les eaux qui féjournent dans les
bas-fonds fe corrompent, infectent l'atmofphere qui, à fon tour, eft la fource

d'un nombre infini de maladies : le Nil en Egypte , en Hongrie le Danube , en France le Rhône , la Garonne & la Loire en ont trop souvent fourni de funestes exemples (6).

Après avoir parcouru les causes des maladies communes à tous les hommes dans les colonies, indiquons maintenant celles qui sont particulieres aux Negres, & qui, dans les climats les plus opposés, produisent cependant les mêmes effets, la même dépopulation (7). Par-tout une nourriture insuffisante, le défaut de

(6) Ces vérités reconnues & démontrées , combien n'est pas blâmable en Europe l'usage de placer des eaux dormantes auprès des maisons de campagne ! trop souvent ces marais factices produisent des épidémies qu'on attribue à d'autres causes.

(7) Cela est prouvé, parce que depuis un certain nombre d'années l'on compte dans les établissemens François de l'Isle Saint-Domingue à-peu-près 300000 Negres ; aux Isles de France & de Bourbon 40000: année commune , on en transporte à Saint-Domingue environ 25000 , & aux Isles de France & de Bourbon environ 3000.

vêtements & un travail au-deſſus de leurs forces, font périr le produit annuel de la génération des Negres & l'objet de l'importation.

La mortalité des Negres étant à-peu-près par-tout la même, dans les pays mal-ſains comme dans les climats les plus ſalubres, dans ceux, en un mot, où les autres hommes vivent, pour ainſi dire, exempts des maladies, on ne peut raiſonnablement rapporter cette mortalité exceſſive qu'à des cauſes qui leur ſont particulieres dans ces climats divers.

La racine de manioc fait leur nour-riture principale ; mais de toutes les préparations de cette racine, celle en uſage aux Iſles de France & de Bour-bon, étant la moins propre à la nutri-tion, je m'attacherai particulierement à en démontrer les inconvéniens : j'en-trerai même dans le détail des autres caufes des maladies des Negres dans ces dernieres colonies , & ce que j'en dirai , fera applicable à tous les climats , parce que , comme nous l'avons dit plus haut , ces caufes exiftent également dans toutes les poffeffions éloignées des nations de l'Europe , où la culture eft livrée aux mains des efclaves, & qu'elles produifent par-tout les mêmes effets, les mêmes affections , qui deviennent plus graves en raifon du nombre & du concours des autres caufes des maladies communes à tous les hommes.

Les Ifles de France & de Bourbon font fituées entre les 20 & 22e degrés de latitude méridionale. Elles font tra-verfées par de longues chaînes de mon-tagnes hautes & efcarpées , dont le fommet eft couvert de bois , & qui arrêtant les vapeurs de la mer , féparent les nuages dont la pluie fe répand dans les plaines à droite & à gauche. De ces montagnes découle un grand nombre

de rivieres , dont le cours eſt libre juſ-
ques à la mer & qui durant toutes les
ſaiſons arroſent ces iſles dans toutes leurs
parties. On n'y voit point de marais,
point d'eaux croupiſſantes : auſſi ſont-
elles regardées , avec raiſon , comme
un des pays les plus ſalubres de la terre
habitable (8). Cependant les Noirs
périſſent preſque tous dans ces colonies
de maladies putrides & vermineuſes,
de dyſſenteries ou de ſuppurations
aux poumons ; il eſt rare qu'ils ſoient

---

(8) La mortalité que les troupes ont éprouvée à
l'Iſle de France depuis 1769 , époque du rappel de
M. Dumas en Europe , ne ſauroit être attribuée au
climat. Ses cauſes ſont aujourd'hui bien connues.
Etrangeres aux maladies des Negres , elles trouveront
leur place ailleurs. Les troupes n'ont preſque point eu
de maladies pendant le gouvernement de M. Dumas,
parce que cet Officier , auſſi grand Adminiſtrateur que
Militaire éclairé , faiſoit entrer du riz & du vinaigre
dans la ration des Soldats , & que tous les jours un
homme de chaque ordinaire étoit obligé d'aller chercher du creſſon ſur les bords des rivieres où il eſt
très-abondant. On voit par-là quel bien peuvent faire
les lumieres & les connoiſſances , lorſqu'elles ſe trouvent réunies à la bienfaiſance & à l'humanité.

attaqués de maladies purement inflammatoires.

La premiere caufe de ces différentes maladies des Negres, provient de leur nourriture qui confifte généralement en racine de manioc groffierement pilée, mife en galette & le plus fouvent mal cuite, avec laquelle, dans quelques-unes de nos colonies, ils mangent encore une plante émolliente, connue fous le nom de *brette*; quelques-uns font un mêlange de fubftances animales & végétales, appellé *carry* (9), dans lequel les fub-ftances végétales dominent & fur-tout le piment. Mais ceux qui peuvent fe procurer cet avantage font en petit nombre; la mifere ou d'autres circon-ftances forcent les autres à la premiere de ces nourritures, infipide, uniforme, mal préparée, non fermentée, & qui produit dans les humeurs la putrefcence, fource des maladies indiquées ci-deffus.

____

(9) Et *calalou*, dans les Ifles de l'Amérique.

Une autre caufe non moins détermi-
nante de ces maladies, fe trouve dans
le paffage fubit du chaud au froid. L'air
des Ifles de France & de Bourbon eft
fujet à des variations fi fréquentes &
fi rapides, que les Negres, prefque.
toujours mal vêtus, ne peuvent qu'é-
prouver à leur détriment ces différentes
influences. La fituation de ces Ifles,
prefque fous le tropique du Capri-
corne, en fait un climat chaud, mais
en même tems humide, à caufe des
pluies abondantes qu'occafionnent l'élévation du fol & les forêts qui le cou-
vrent. Delà les différences extraordinaires qu'on obferve dans l'air, même
de deux quartiers contigus, fi l'un eft
plus découvert & plus éloigné des montagnes que l'autre ; ainfi au quartier de
Pamplemouffe où il pleut rarement,
parce que les terres y font prefque
toutes découvertes, & parce que ce
quartier forme une plaine à quelque
diftance des montagnes, l'air eft très-

chaud ; au contraire à celui de Flacq, où les pluies font prefque continuelles, il eft beaucoup plus frais ; à Moka & aux plaines de Wilhems, il eft des tems où l'on fe chauffe avec plaifir, tandis qu'au Port-Louis, qui n'eft pas éloigné de plus de trois lieues de ces deux derniers quartiers, la chaleur eft prefque toujours exceffive. On obferve les mêmes différences à l'Ifle de Bourbon.

A ces deux premieres caufes de maladies ordinaires des Negres fe joignent celles qui proviennent du genre de vie & de travail. Nés & parvenus à un âge avancé, fans principes, il eft très-difficile de leur infpirer des mœurs ; auffi font-ils très-enclins au libertinage ; l'extrême pareffe eft encore un de leurs vices dominants ; & c'eft prefque uniquement dans la néceffité du travail & dans la gêne & le peu de facilité qu'ils ont pour les plaifirs de l'amour, qu'ils font confifter la rigueur de leur efclavage.

L E travail auquel les Negres font affujettis, eft prefque continuel & fouvent très-pénible, quelquefois même au-deffus de leurs forces ; en cela les Maîtres qui l'exigent, entendent bien mal leurs intérêts ; car le peu de repos qu'ils laiffent à leurs efclaves & la mauvaife nourriture qui eft leur partage, ne pouvant produire une réparation nécef-faire, ils font bientôt énervés & perdus.

L E libertinage eft d'autant plus dangereux chez les Negres, que pour le fatisfaire, ils vont fouvent chercher au loin, pendant la nuit, l'objet de leurs defirs ; ainfi ce tems qu'ils dérobent au feul repos qu'ils peuvent prendre, étant employé à des plaifirs précédés & fuivis de courfes fatigantes, il en réfulte un épuifement, des fuites duquel il eft bien difficile de les fauver.

U N autre penchant qui ne tend pas moins à les détruire, eft celui qu'ils ont pour les liqueurs fortes. Il prend fa fource dans l'épuifement qu'ils éprouvent, & produit des accidens d'autant plus pernicieux, que la liqueur dont ils s'enivrent eft extrêmement âcre lorfqu'elle eft nouvelle ; c'eft une eau-de-vie de canne de fucre, nommée *taffia* ou *guildive*, qu'il ne devroit être permis de mettre en ufage qu'après avoir refté deux ans en tonneau, ou après avoir été diftillée.

D'APRÈS cet expofé, il eft aifé de concevoir que des hommes mal nourris, mal vêtus, expofés à toutes les injures de l'air, affujettis à un travail prefque continuel, livrés fans mefure au penchant des plaifirs de l'amour & des liqueurs fortes, ne peuvent conferver leur fanté : auffi remarque-t-on qu'ils ne réfiftent pas long-tems ; les maladies viennent les affaillir : un traitement prefque toujours mal entendu fait le refte. Delà cette dépopulation étonnante, faite pour frapper tout Obfervateur , & qu'il eft fi important d'arrêter.

La nourriture pefante, infipide, non variée & non fermentée , doit produire dans les humeurs une dépravation tendante à caufer les maladies putrides & vermineufes , elle ne fauroit réparer les humeurs : les digeftions en font d'autant plus pénibles , qu'elle eft dépourvue de principes falins & nutritifs , fans lefquels elles ne fauroient fe faire parfaitement ; mais en les fuppofant poffibles , l'épuifement en tout genre ayant déja diffipé le peu de forces qui refte aux organes, il réfulteroit toujours une matiere nuifible, mal élaborée , capable de produire, foit dans les premieres voies , foit dans les humeurs , mille accidens divers qui fe réduifent dans celles-là aux fcènes qui affectent plutôt ou plus tard les inteftins ; & delà les diarrhées & les dyffenteries ; dans celles-ci naturellement difpofées à la putrefcence , une aggravation qui produit les fievres putrides & vermineuses. S'il arrive des suppurations aux poumons, il est rare qu'elles proviennent d'inflammations véritables, elles sont plutôt causées par une matiere nuisible & délétere, qui s'étant fixée sur l'organe de la respiration, produit ce que nous appellons fausse péripneumonie, *peripneumonia spuria*, qui est tout-à-fait putride, comme on le verra ci-après.

EN effet, si l'on considere les différentes causes que j'ai détaillées, & que l'on y joigne la sécheresse & l'aridité naturelles des fibres des Negres, il n'est pas difficile de se rendre raison de la disposition où se trouvent les poumons, à l'engorgement œdémateux.

LE genre nerveux peche dans sa totalité ; l'état du pouls dans toutes les maladies de cette espece est lent, la fievre est à peine marquée dans les premiers

premiers tems & les crifes en général
font difficiles.

JE ne m'arrêterai point à donner
un diagnoftic général des maladies qui
regnent dans les colonies ; leur différence avec celles qui regnent en Europe,
regarde moins les fymptômes, que les
effets & le traitement. J'obferverai dans
la defcription de chaque maladie, les
caractères qui lui font particuliers dans
ces pays, & ceux qui lui font communs
en Europe.

C

DES FIEVRES
PUTRIDES.

LA fievre putride eft une maladie dans laquelle les humeurs tendent à la putrefcence ; elle s'annonce ordinairement, plufieurs jours avant fon invafion, par le mauvais état des premieres voies. Les digeftions lentes & difficiles, les naufées, la langue chargée d'un limon épais & jaunâtre, le fommeil interrompu, les yeux rouges & enflammés, la diminution des forces, enfin un mal-aife univerfel, font les avant-coureurs & les fignes auxquels on ne peut la méconnoître.

LA fievre furvient & commence le plus fouvent par un friffon confidérable, fuivi d'une chaleur mordicante, pendant laquelle le pouls fe développe plus ou moins ; on fent des foubrefauts dans les tendons, la tête s'embarraffe, le vifage devient haut en couleur, le

(35)

ventre se météorise , les urines sont bri-
quetées ; il arrive une crise par les sueurs
ou par les selles , sans le moindre signe
de coction ; & cette crise qui termine
le redoublement, est assez promptement
suivie d'un nouveau frisson ou d'une
augmentation sensible dans les accidens;
l'un ou l'autre annonce un nouveau redoublement ; alors la langue commence
à se sécher , il se forme dans la suite ,
à sa superficie , une croûte noire qui se
fend en plusieurs endroits , & la soif est
ordinairement très-grande.

C'est pendant le frisson que le malade éprouve des nausées & qu'il vomit.
Cette maladie , selon l'observation de
tous les Praticiens , est celle dont les
crises sont les plus marquées, celle où les
jours critiques & en général le pronostic
sont les moins douteux. Il se fait toujours
une coction , pourvu qu'on ne trouble
point l'opération de la nature par des
remedes indiscrettement administrés.

(36)

CETTE maladie dure ordinairement
onze , quatorze , dix-sept ou vingt-un
jours. Le quatrieme annonce ce qui se
passera le septieme, celui-ci ce qui arri-
vera l'onzieme, lequel dénote les crises
du quatorzieme , qui en fait de même
pour le dix-septieme , enfin le vingt-
unieme est annoncé par celui-là ; rarement la maladie est terminée l'onzieme,
son terme le plus ordinaire est du quatorzieme au vingt-unieme ; lorsqu'elle
passe cette derriere époque , il faut
que le traitement ait été mal dirigé ;
que les crises aient été empêchées ; que
les forces aient manqué à la nature , ou
que la maladie ait été si violente , que,
malgré les crises , il se soit fixé une portion de l'humeur morbifique sur quelques viscères , où elle produit divers
genres de léfion.

C'EST pour cette raison que le
Médecin doit être très-attentif aux jours
critiques , aux signes de coction ; qu'il

doit examiner fcrupuleufement toutes les évacuations, foit fpontanées, foit provoquées ; les déjections fétides qui font un fymptôme de cette maladie, annoncent l'intenfité de la putrefcence ; les foubrefauts fréquens font un figne de l'irritation confidérable , produite par la dépravation des humeurs ; le ventre météorifé annonce que l'air s'eft dégagé des parties intégrantes des humeurs vers les entrailles ; & perfonne n'ignore que le premier figne de putréfaction eft le dégagement de l'air dans les parties prêtes à fe putréfier. Les urines claires font un fymptôme de crudité, qui, lorf-que la maladie eft déja avancée, indique que les fels âcres qu'elles doivent natu-rellement charier, font retenus ; confé-quemment elles rendent le pronoftic mauvais ; celles au contraire qui ont un fédiment blanc & un *fufpenfum* ou nuage blanchâtre, vers le feptieme ou l'onzieme, dénotent la coction.

C iij

Les selles crues annoncent ou l'érétisme ou la dissolution prochaine. Elles deviennent bilieuses, lorsque la maladie tourne bien ; les sueurs modérées, non provoquées, peu ou point fétides vers le même tems, sont un signe favorable : mais malgré toutes ces évacuations qu'on croit souvent devoir terminer la maladie, la nature nous cache la manière dont elle débarrasse le corps de l'humeur morbifique qu'elle a réduit en coction ; il est des malades qui, vers le dix-septieme ou le vingt-unieme, ont une crise par les crachats, que rien n'auroit pu faire prévoir. J'en ai vu qui rendoient des crachats puriformes, qui auroient pu faire croire au premier aspect, qu'il s'étoit fait une suppuration dans les poumons ; d'autres ont des saignemens de nez, portés quelquefois au point d'une hémorrhagie dangereuse ; d'autres enfin ont un ptyalisme des plus abondans.

(39)

On juge que ces crifes furprenantes doivent tourner au profit du malade par la ceffation ou la diminution fenfible de tous les accidens effentiels à la maladie.

Voila en général la définition, le diagnoftic & le pronoftic des fievres putrides véritables : mais elles dégénerent fouvent en d'autres maladies, comme nous le verrons ci-après.

Les Négres font par les caufes détaillées plus haut, très - fujets à la fievre putride ; on obferve encore parmi eux que la proftration des forces eft plus marquée ; que le pouls eft plus lent dans tout le cours de la maladie, & que les crifes font moins faciles. Cette différence dépend de leur manière de vivre & de l'épuifement fréquent auquel ils font expofés ; auffi la plupart de leurs maladies fe terminent-elles par des dépôts confidérables, fur - tout fous les

C iv

grandes aponévrofes, telles que le fafcia-
lata , *&c.*

IL eft vrai qu'on ne fauroit toujours
attribuer ce mauvais effet à la nature ;
il eft dû quelquefois à un traitement
peu méthodique, contraire à l'état dans
lequel fe trouvent les Negres en général , & à la coction qui fe prépare ; de
manière que les forces étant trop diminuées par ce traitement , il furvient une
difficulté prefque infurmontable aux
crifes. Nous verrons ci-après quel eft
ce traitement ; & par la comparaifon
que nous en ferons avec celui que l'expérience nous a appris , il fera facile de
juger combien il eft éloigné des vrais
principes de la Médecine.

L'EXPOSITION des caufes, des
fymptômes , du diagnoftic & du pronoftic de la fievre putride , en indique
affez la curation. Le but du Médecin,
dans ce cas, doit être, 1°. d'évacuer

les matières putrides & nuifibles qui fe trouvent dans les premieres voies, 2°. de corriger la tendance des humeurs à la putrefcence & à la putréfaction, 3°. de provoquer une dépuration légere & continuelle des matières putrefcibles ou putréfiées, fans cependant gêner l'œuvre de la nature, qui, dans cette maladie plus que dans la plupart des autres, opere néceffairement une coction de l'humeur morbifique.

CHACUNE de ces vues fe remplit par différens moyens toujours relatifs à l'état des forces des malades, à l'irritation & aux accidens qu'ils éprouvent; en Europe, il eft prefque toujours néceffaire de faire précéder tous les remedes d'une ou de plufieurs faignées, foit du bras, foit du pied, parce que la fievre eft ordinairement beaucoup plus forte, & que l'inflammation, comme on l'a vu ci-deffus, a plus de prife fur les Européens, auffi bien que fur les

Negres qui vivent comme eux. Ceux dont nous parlons actuellement, fouffrent auffi quelquefois des exceptions à cet égard ; mais en général l'affaiffement & l'appauvriffement des liqueurs qui fe rencontrent en même tems dans cette maladie des Negres , obligent d'être très-réfervé fur la faignée.

CEPENDANT j'ai obfervé que de tout tems la faignée a été & eft encore dans plufieurs colonies, l'arme principale avec laquelle on attaque cette maladie ; & après avoir attentivement cherché à connoître quels pouvoient être les motifs d'un pareil traitement , j'ai remarqué que ces fievres fe mafquant ordinairement fous l'apparence de l'inflammation , l'on avoit cru que l'irritation étoit la véritable caufe des accidens qui paroiffoient inflammatoires. En effet , le délire , la refpiration gênée , le ventre météorifé , le vifage affez altéré , & la chaleur mordicante qu'on obferve dans ces maladies , peuvent en impofer à celui qui n'a ni l'ufage de leur traitement, ni la connoiffance de leur nature , ni l'obfervation pour guide.

JE ne profcris point la faignée dans cette maladie chez les Negres, mais j'en réprouve l'ufage trop fréquent ; l'expérience m'a démontré qu'à quelques exceptions près , il fuffit d'en faire une ou deux , & quelquefois même point du tout.

L'USAGE de l'émétique eft dans tous les pays le remede fouverain contre les fievres putrides : on l'emploie ordinairement dans les premiers jours , à une dofe plus ou moins forte , mais capable de faire vomir les malades : on obtient par ce moyen des évacuations d'autant plus falutaires , que, dans cet état , les premieres voies font toujours farcies de fucs impurs & putrides qui agiſſent d'abord d'une manière très-violente ſur le canal alimentaire , & par leur reſorbtion dans la maſſe des liqueurs , en les infeĉtant d'autant plus qu'elles y ſéjournent plus long-tems.

J'ai cependant obſervé que dans les colonies , & chez les Negres principalement , l'hypécacuanha produit les mêmes effets , ſans avoir les inconvéniens du tartre ſtibié : le premier eſt un vomitif plus doux , le dernier au contraire produit ſouvent dans des ſujets auſſi foibles & auſſi mal diſpoſés , des effets trop violens ; c'eſt pourquoi je préfere l'hypécacuanha dans le premier moment , lorſqu'il s'agit de provoquer une évacuation ſenſible , ſoit par le vomiſſement , ſoit par les ſelles ; mais dans le cours de la maladie , on ne peut diſconvenir que le tartre ſtibié ne ſoit plus propre à produire les effets qu'on doit deſirer dans les vues que j'ai expliquées.

I L faut donc exciter une légere dépuration , & le tartre ſtibié donné à la
plus petite doſe , produit cet effet ; il
agit comme atténuant , comme tonique & évacuant ; loin de s'oppoſer à
la nature , il l'aide dans ſes opérations.
Son uſage journalier eſt indiſpenſable ,
& là , comme en Europe , on le donne
tous les jours diſſout dans une boiſſon
aigrelette , à la doſe d'un demi-grain
ou d'un grain par pinte. Il eſt ſenſible
que les boiſſons acidulées conviennent
à tous égards dans les fievres putrides ,
& l'on a dans les Iſles ce remede ſous
la main : l'orangeade , la limonade , la
bigarrade , ſont les tiſanes ordinaires
que l'on doit employer dans ces cas.
Ce ſecours que la nature ſemble fournir
avec abondance dans ces pays comme
un des moyens les plus propres à remédier aux effets du climat , eſt bien préférable aux tiſanes émollientes qu'on
y emploie preſque toujours dans les maladies putrides , puiſque pluſieurs de ces

mêmes émolliens entrent dans la nourriture ordinaire des Negres ; leur ufage doit être regardé comme une des caufes de leurs maladies.

L'ON emploie auffi dans cette maladie des remedes qui produifent un effet révulfif, afin de détourner des vifceres la furabondance des matieres nuifibles, & d'en diminuer la quantité qui furcharge les humeurs ; les véficatoires rempliffent parfaitement l'objet , furtout lorfque l'engorgement de la tête & l'affaiffement confidérable & fréquent fe rencontrent. Ils raniment l'ofcillation des vaiffeaux, détournent les humeurs qui fe portent à la tête , & procurent ainfi à la nature la liberté dont elle a befoin pour la coction.

TELLES font les indications générales que l'on doit fuivre dans le traitement de la fievre putride , lorfqu'elle n'eft accompagnée d'aucun fymptôme

fâcheux qui l'empêche de parcourir
fes tems , & qui trouble la nature
dans fon opération ; mais lorfque cela
arrive , on eft obligé de varier le traitement ; & pour cet effet, après des faignées modérées dans les premiers tems,
après l'émétique, la boiffon acidule , aiguifée de tartre ftibié (10), & les véficatoires que l'on applique communément
aux jambes , on a recours aux antifcep-
tiques & aux purgatifs dans les différens
cas & les différens tems : la faignée du
pied qui quelquefois devient néceffaire
relativement aux accidens vers le milieu
même de la maladie , n'eft pas toujours
fuivie d'un bon fuccès ; il réfulte au
contraire de fon ufage un affaiffement
qu'il eft difficile de diffiper , & qui rend
la maladie finon mortelle , du moins
beaucoup plus longue.

---

(10) A petite dofe, & feulement pour entretenir
la liberté du ventre ; car il feroit dangereux de provoquer plus de deux felles par jour pendant l'augment
& l'état de la maladie.

(48)

LE camphre (11), les mixtures fali-
nes, telles que celles de Riviere (12),
de Mendérérus (13), conviennent généralement dans le cours de la maladie
comme très-antifceptiques & toniques.
Le camphre a d'ailleurs une propriété
calmante, très-convenable dans le cas
de convulfion.

---

(11) Prenez Camphre,   1 fcrupule.
        Nitre purifié,   2 fcrupules.
        Sucre,   1 gros.
Broyez exactement ces fubftances pour en faire une
poudre que l'on divifera en douze prifes : on en donnera une toutes les quatre heures, ou bien on incor-
porera ces fubftances avec fuffifante quantité d'un fyrop
fimple pour en former douze bols, dont on ufera de la
même maniere.

(12) Prenez Eau-de-Menthe,   4 onces.
        Sel d'abfynthe,   1 fcrupule.
        Syrop de limon,   1 once.
Faites une mixture, que vous donnerez par cueillerées
toutes les deux heures.

(13) Cette liqueur eft un fel ammoniacal, fait avec
l'efprit volatil de fel ammoniac neutralifé par le vinaigre diftillé. Voici la maniere de s'en fervir :
Prenez Vin,   4 onces.
        Efprit de Mendérérus,   1 once.
Faites une mixture dont on donnera une cueillerée
toutes les heures.

IL est certain que lorsque dans cette maladie il survient un délire ou un transport violent, avec beaucoup de fievre, un pouls plein & dur, la respiration gênée, quel que soit le tems de la maladie, il faut se déterminer à la saignée, & sur-tout à celle du pied ; de même que quand les évacuations sont trop abondantes & qu'il est à craindre que la foiblesse qui doit en résulter, ne donne ni le tems, ni la facilité des coctions, il faut employer les toniques pris dans la classe des aromatiques spiritueux, tels que l'éther nitreux, la liqueur minérale anodine d'Hoffman, une potion faite avec l'eau de mélisse distillée & le syrop d'œillet, ou, à son défaut, celui de limon. Si au contraire le ventre est météorisé, de maniere à suspendre les évacuations, il convient de donner des laxatifs quelquefois émétiques, & d'appliquer sur le ventre des cataplasmes d'herbes aromatiques ; & c'est ici le cas de bien distinguer si l'élévation &

la groffeur du ventre ne font pas inflammatoires, ce qu'on reconnoît aux fymptomes de la maladie & à tout ce qui a précédé.

J'ai vu quelquefois faire ufage dans le cours de cette maladie d'apozemes nitreux, auxquels on ajoute des fels purgatifs, le tamarin, la manne, la caffe & le tartre ftibié ; mais la limonade (14) aiguifée avec le tartre ftibié produit d'auffi bons effets ; de forte que c'eft multiplier les médicamens fans néceffité, que de furcharger les malades d'un apozème auffi compofé & auffi défagréable : ce n'eft pas que la caffe & le tamarin, par leurs qualités acides, ne puiffent être fubftitués au limon & à toute autre boiffon, & qu'ils ne puiffent produire, par leurs vertus laxatives, de fort bons effets. Le Médecin choifira, felon l'exigence des cas, celui de ces remedes qu'il croira préférable.

____

(14) Toutes ces tifanes doivent être préparées fans ébullition, & même quelques-unes fans feu.

SOUVENT dans les fievres putrides, les Negres rendent beaucoup de vers, mais cet accident ne demande aucun traitement particulier, comme nous le verrons plus bas.

ON observe encore dans cette maladie un accident plus rare & beaucoup plus grave, c'est le *tétanos*, connu en Amérique sous le nom de *crampe*. Cette maladie est convulsive ; le spasme commence par les muscles de la mâchoire, & gagne de proche en proche tous ceux du reste du corps.

UN pareil accident survenant à la suite d'une maladie aussi dangereuse de sa nature que la fievre putride, laisse fort peu de ressource ; aussi en rechappe-t-on rarement. J'ai néanmoins été assez heureux pour guérir un Mulâtre (15) de quatorze à quinze ans, attaqué en pareil

____

(15) Nommé *Louis*, Domestique de M. Riviere, Officier de la Légion de l'Isle de France.

D ij

cas de cet accident terrible ; j'ai cru l'hiftoire de fa maladie affez intéreffante pour la décrire ici.

Les premiers jours de la maladie indiquoient à peine une indifpofition ; la fievre augmenta peu - à - peu (ce qui arrive ordinairement dans les fievres putrides des Negres). Au quatrieme jour, l'on avoit déja fait trois faignées, fans fonger aux évacuations. Lorfque je fus appellé, je trouvai la langue très-chargée, le malade rendant des rots très-puans & ayant le ventre météorifé : j'adminiftrai un vomitif (l'ypécacuanha), il produifit un fort bon effet, & fit rendre des vers par haut & par bas. Je fuivis ce traitement fans qu'il furvînt aucun accident grave & particulier ; le cerveau fur-tout reftoit libre, & le dixieme jour j'étois dans la plus grande fécurité ; mais l'onzieme, le malade fut pris tout-à-coup de convulfions dans les mufcles de la mâchoire,

& fucceffivement par tout le corps. La tenfion & la dureté de ceux du bas-ventre étoient extraordinaires ; cet état violent dura environ trois minutes, & reprit quatre fois la premiere nuit : les convulfions fe rapprocherent par degrés jufqu'au quinzieme jour, au point de reparoître à-peu-près toutes les heures, & leur durée étoit alors de cinq à fix minutes : le malade, aux approches de cet état effrayant, appelloit fes gardes à fon fecours ; & lorfque, pendant fon fommeil, il arrivoit qu'on fît du bruit qui le troublât, il retomboit en convul-fions : la furprife & la frayeur produi-foient le même effet.

Dans cet état embarraffant, je crus qu'il ne falloit pas perdre de vue la putridité des humeurs qui me paroiffoit être & étoit effectivement la caufe de cet accident. J'employai le camphre à petite dofe, l'ufage de la limonade aiguifée d'une très-petite quantité de

tartre ftibié ; j'ordonnai des lavemens
laxatifs, & de tems en tems je faifois
prendre au malade depuis quinze jufqu'à
trente gouttes d'éther nitreux.

Le 15 au foir, les convulfions s'éloi-
gnerent un peu. Le 17, m'étant apperçu
que les lavemens étoient puans & que
le malade alloit de mieux en mieux,
j'ordonnai un minoratif pour le 18 ; &
jufqu'au 25, il fut r-pété de deux jours
l'un, fans perdre de vue les antiputrides : ce fut à cette époque que les
convulfions cefferent totalement, &
que le malade entra en convalefcence.
Elle fut de près de deux mois, après
lefquels il jouit de la meilleure fanté.

Le *tétanos* furvient plus fouvent dans
les pays chauds à la fuite des bleffures,
& même des inflammations des vifceres, que dans les fievres putrides. Je
l'ai obfervé dans l'hépatitis. Dans tous
les cas, il eft effentiel de porter la plus

(55)

scrupuleufe attention à distinguer les caufes qui le produifent : on commettroit fans cela des erreurs groffieres, par exemple, l'ufage affez général d'employer la faignée, & même de la répéter fouvent dans le *tétanos* à deffein de dégager le cerveau, eft très-pernicieux dans celui qui furvient dans la fievre putride, par l'affaiffement que les faignées produiroient, fans ôter la caufe irritante qui la fait naître. De même que dans le *tétanos* qui vient à la fuite des bleffures & dans les grandes inflammations, un émétique répété & donné à trop fortes dofes, caufe ordinairement la mort.

Il ne faut cependant pas croire que, même dans le *tétanos* qui furvient dans les maladies putrides, il ne puiffe fe rencontrer des cas où la faignée foit indiquée, tels qu'un pouls dur & plein, de la gêne dans la refpiration pendant les intervalles que laiffent les convulfions;

mais cela eft très-rare , vu l'état ordinaire des Negres dans les fievres putrides , fur-tout après plufieurs jours de
maladie : encore cette exception ne
porte-t-elle que fur les Negres domeftiques qui vivent à-peu-près comme les
Blancs.

APRÈS avoir parcouru les différens
accidens qui arrivent ordinairement dans
les fievres putrides , & après avoir indiqué en général les moyens d'y remédier,
il ne me refte que quelques réflexions à
faire fur les différens tems de la maladie,
relativement aux crifes qui peuvent être
retardées ou empêchées par un traitement peu méthodique.

LES crifes font des mouvemens particuliers qui s'operent dans l'économie
animale par l'action fimultanée des fluides & des folides , qui cherche à débar-
raffer le corps d'une matiere nuifible &
étrangere , ou à l'affimiler, c'eft-à-dire,

à la convertir en nos propres humeurs,
ou à la rendre telle, qu'elle ne foit plus
une humeur hétérogene, ou enfin à
la changer, de maniere qu'elle puiffe
trouver une iffue hors de l'individu. La
nature a différens moyens pour produire cet effet : quelques exemples ren-
dront ces vérités plus fenfibles.

Un feul grain d'émétique dans l'eftomac, produit fur fes fibres mufculaires
& nerveufes un effet fouvent fi violent,
que tout le corps entre en convulfion,
& qu'il furvient des naufées, des défail-
lances, des fyncopes, &c. La nature
cherchant à fe débarraffer de cette matiere, l'eftomac entre en contraction,
le vomiffement fuccede, mais le calme
fe rétablit immédiatement après l'expulfion : il en eft de même de toute matiere qui de fa nature eft auffi âcre &
auffi irritante que le grain d'émétique,
ou qui acquiert ces qualités par fon
féjour dans l'eftomac.

Il tombe dans l'œil un grain de pouſſiere qui y produit de la douleur, de l'irritation : les paupieres, tous les muſcles de l'œil, ne ceſſent d'être en mouvement pour tâcher d'expulſer cette matiere nuiſible, les larmes qu'un pareil mouvement détermine en grande quantité, balayent cette matiere, & la douleur ceſſe.

La digeſtion nous donne un exemple frappant de l'aſſimilation : on ſait que le chyle eſt le réſultat de l'action des premieres voies ſur les alimens. Lorſqu'il eſt paſſé dans la maſſe des liqueurs, la nature cherche à le convertir en nos propres humeurs ; il s'éleve un mouvement qui met preſque toute la machine en jeu, qui augmente l'action ſimultanée des fluides & des ſolides, & qui broye & aſſimile cette matiere encore hétérogene. Suppoſé maintenant que, par l'effet d'une mauvaiſe digeſtion, il ſe ſoit formé un chyle crud & de mauvaiſe qualité , moins propre à ſe convertir en nos humeurs ; il s'élevera un mouvement plus conſidérable dans les vaiſſeaux , juſqu'à ce que cette matiere ſoit parvenue au degré convenable pour cette converſion.

ON trouve dans cet exemple celui de la criſe par aſſimilation, c'eſt-à-dire, que s'il eſt entré par quelque voie que ce ſoit , une matiere nuiſible dans la maſſe des liqueurs , & qu'elle ſoit de nature à pouvoir être aſſimilée , il en réſultera dans l'économie animale un mouvement à - peu - près ſemblable à celui dont nous venons de parler : la fievre éphémere eſt de ce genre.

LA guériſon des fievres intermittentes par l'uſage du *quinquina* , ſans évacuation quelconque , lorſque tout annonce que l'humeur exiſtoit encore dans la maſſe des liqueurs , eſt une preuve frappante du changement qui s'eſt opéré ,

par lequel la matiere nuisible , qui pro-
duisoit la fievre , est devenue homogene.

Il reste maintenant à expliquer comment l'humeur hétérogene , qui n'a pu
être expulsée sur le champ, ni assimilée ,
est enfin changée & disposée à sortir ,
au bout d'un certain tems , par une des
voies que la nature choisit. Ce travail ,
selon la qualité & le siege de l'humeur ,
produit différens effets. Si l'on suppose
la matiere uniquement logée dans l'estomac ou dans les intestins, elle y produit
une irritation qui expulse l'humeur par
les selles ou le vomissement ; & c'est ici
le cas de l'exemple que j'ai rapporté plus
haut.

Lorsque la matiere est passée
dans la masse générale des liqueurs ,
la nature s'en débarrasse par les urines,
les sueurs , les selles , l'expectoration ;
mais toute matiere nuisible retenue dans
les vaisseaux , n'est pas toujours propre

à fuivre l'une de ces voies , & c'eft-là
le cas des longues maladies. Il fe fait
alors , par l'action longue & continuelle
des vaiffeaux, une coction de l'humeur
morbifique , qui lui fait perdre fon
acrimonie , & la difpofe à fuivre fans
danger l'une des routes indiquées , &
dans ce cas la fievre eft le moyen
dont la nature fe fert pour fe débar-
raffer.

D'APRÈS les exemples cités , on peut
facilement fe rendre raifon des crifes ,
& s'affurer de la route qu'elles doivent
fuivre dans le cours d'une maladie.

EN général dans les maladies légeres ,
les crifes fe font très - aifément &
très - promptement. Une fievre éphémere fe termine fouvent en vingt-quatre
heures par une fueur abondante , un
flux d'urine, &c. une mauvaife digeftion , par quelques felles fpontanées ,
par une fueur , &c.

Il n'en eſt pas de même des maladies aiguës, dans leſquelles il ſurvient des évacuations de toute eſpece. Les ſymptomes graves, qui ſubſiſtent malgré ces criſes apparentes, annoncent qu'elles n'ont rien qui puiſſe tourner à l'avantage du malade : en effet, on obſerve que les criſes prématurées ſont ou inutiles ou de mauvais augure. Dans les commencemens, les évacuations en tout genre démontrent un ſigne de crudité contraire à la coction néceſſaire ; alors c'eſt plutôt par expreſſion que par dépuration que ſe font ces évacuations ; & à la réſerve d'une ſueur, d'une ſelle ou deux qui terminent le redoublement de la fievre, toute autre un peu conſidérable ou continuelle ſe fait en pure perte, quelquefois même au détriment du malade. On s'apperçoit d'ailleurs par la qualité de ces déjections, qu'elles ſont loin de l'état propre à faire eſpérer qu'elles débarraſſeront le corps du fardeau qui l'accable.

(63)

En rapportant ces obſervations à la fievre putride, aux criſes qui ſurviennent, à la maniere dont elles ſont annoncées, & au traitement qui convient dans les différentes circonſtances, on trouvera que dans la plupart des cas, l'adminiſtration des ſecours les plus uſités eſt ſans ſuccès, & le plus ſouvent funeſte.

Supposons les ſymptômes pathognomoniques de la fievre putride : nous avons obſervé que le moyen le plus ſûr, le moyen indiſpenſable eſt de débarraſſer les premieres voies des matieres étrangeres, qui forment, en quelque ſorte, le foyer de cette maladie ; nous avons indiqué les moyens à employer ſucceſſivement, examinons maintenant comment & dans quel tems ils peuvent réuſſir.

C'est l'état du pouls, la force de la fievre & la nature des déjeſtions qui doivent occuper uniquement le Médecin.

Après avoir faigné & émétifé, felon le befoin & les circonftances, il doit obferver fi la fievre eft trop forte pour empêcher les crifes, ou fi elle eft infuffifante pour les procurer ; il doit fur-tout être attentif à ce que la violence des fymptômes ne s'oppofe point à l'œuvre de la nature : ainfi lorfque la fievre fera trop forte, il cherchera à la modérer ; lorfqu'elle ne le fera point affez, il s'attachera à l'exciter ; & quand les fymptômes feront trop graves, il s'appliquera à en diminuer la force & à les éloigner : voilà les principes généraux. Quant aux déjeftions, dans les premiers tems, elles font ordinairement crues ; & tant qu'elles perfiftent dans cet état, la maladie ne peut être jugée ; mais fi l'on ne peut prononcer fur le fuccès, il eft du moins des moyens par lefquels on parvient à prévoir les crifes qui fe feront en bien où en mal, ce qui eft très-important.

L E

(65)

LÉ quatrieme jour , ai-je dit plus
haut , annonce ce qui fe paffera le
feptieme , c'eft-à-dire , que dans le
quatrieme redoublement on eft en état
de connoître la tendance de la nature
vers telle ou telle évacuation ; enforte
que fi la fievre n'eft pas trop forte pendant ce redoublement ; que le pouls
foit bien égal , on doit efpérer des crifes
par les fueurs ; fi le ventre eft bourfouf-
flé un peu plus qu'à l'ordinaire , qu'il y
ait quelques intercadences dans le pouls,
on attend des évacuations par les felles ;
& fi les urines font un peu plus troubles
avec un pouls inégal , c'eft du côté des
urines que la nature fe décidera vers le
feptieme.

CES crifes affez obfcures dans ces
quatre premiers jours , échappent à la
plupart de ceux qui manquent d'ufage ;
d'un autre côté , fi la nature eft trou-
blée par un traitement mal entendu ,
elle laiffe rarement appercevoir ces

F

changemens qui , en suppofant que tout fe paffe comme je l'ai prévu , font encore médiocres & prefque toujours imparfaits.

IL n'en eft pas de même du feptieme pour l'onzieme , & ainfi de fuite , parce que plus la maladie avance , plus les fignes de coction font fenfibles ; & à moins que l'on n'ait dénaturé la maladie par une curation peu méthodique , ils ne manquent jamais de fe manifefter. Quand ces fignes ne fe montrent point , & qu'au contraire il furvient des fymptômes fâcheux , il eft à craindre que les malades ne meurent aux jours fixés pour les crifes favorables.

QUAND je dis que dans ces maladies l'on trouble le plus fouvent l'opération de la nature , je ne prétends point exclure tout fecours , ni établir qu'on doive fe repofer fur elle de la curation : aucun des moyens qui ont été indiqués

ne s'oppofe aux crifes , pourvu que l'on
ne perde pas de vue qu'il ne faut que
diminuer la force de la fievre , quand
on juge qu'elle peut troubler le mouvement de la crife ; & l'augmenter lorfque l'action fimultanée des folides &
des fluides ne paroît pas affez forte
pour exciter cette même crife , &
détruire les fymptomes urgens qui produiroient la même difficulté : tout ceci
confifte à faigner à propos, à employer
quelques cordiaux légers ou aromatiques, & à écarter les accidens fâcheux,
par les différentes voies indiquées. Mais
fi dans un redoublement où tous les
fymptomes font naturellement plus fenfibles , on prend l'augmentation de la
force & de la vélocité du pouls pour un
accident nuifible, & qu'on s'obftine à
continuer les faignées jufqu'à ce qu'on
foit parvenu à diminuer la fievre , on
arrêtera infailliblement la coction qui en
feroit réfultée ; de même , fi l'on juge
que la langue chargée & épaiffe foit

une raifon fuffifante d'infifter fur la néceffité de répéter les purgatifs, on produira des évacuations à pure perte, qui affoibliront le malade fans entraîner la moindre portion de l'humeur morbifique, puifque c'eft à la nature à faire la coétion & à commencer l'expulfion que les remedes doivent terminer.

Après avoir marqué les fymptomes de la fievre putride, les différens tems qu'elle parcourt, les crifes par lefquelles elle fe guérit, & les moyens que l'art emploie pour la même fin, je n'ai plus qu'une réflexion à ajouter pour terminer ce chapitre : c'eft que fur-tout il faut bien fe donner de garde d'employer toute efpèce de médicament aétif pendant le redoublement, & principalement pendant ceux des quatrieme, feptieme & onzieme jours ; je ferois même d'avis de fupprimer l'ufage de la boiffon émétifée pendant ce tems-là comme dans les premiers jours de la maladie, pour donner simplement une boisson acidule & légere.

J'ai peu parlé des lavemens dans le cours de cet exposé , & je les ai réduits à ceux de nécessité ; il est cependant utile , après les redoublemens , d'en donner un ou deux simples, pour des raisons si aisées à concevoir, qu'il est inutile de les détailler.

DE LA DIARRHÉE

ET

DE LA DYSSENTERIE

DES NEGRES.

LA diarrhée eſt une maladie très-fréquente parmi les Negres ; le plus ſouvent elle dégénere en dyſſenterie : l'une & l'autre ſont la ſuite des cauſes détaillées au chapitre précédent.

DANS la diarrhée, les malades rendent par les ſelles pluſieurs fois par jour des matières de différentes qualités ; les unes ſont limpides & rouſſâtres ; les autres bilieuſes & un peu épaiſſes ; il en eſt d'autres qui ſont glaireuſes & tenaces : dans tous ces cas, le malade eſt ordinairement ſans fievre, & reſſent peu de coliques ; il maigrit à meſure que la maladie ſe prolonge, & en raiſon de la quantité d'évacuations ; l'appétit diminue, la soif est extrême, la digestion pénible, la bouche mauvaise ; il y a des vents, des borborigmes, des rots, des nausées ; le ventre est quelquefois élévé, d'autrefois très-applati : enfin lorsque la maladie ne cede pas, il se fait des infiltrations, & le malade tombe dans une fievre lente qui le mine insensiblement ; s'il ne survient aucun de ces accidens, la diarrhée continuant, l'âcreté des matieres conduit à la dyssenterie.

Dans ce dernier cas, au bout de quelques jours de diarrhée, la fievre s'allume ; il survient des tenesmes, *des épreintes*, une douleur continuelle au ventre avec des signes d'inflammation ; le malade rend quelquefois du sang pur, noir ou diffous, le plus souvent des matières sanguinolentes ; d'autres fois elles ne le font point du tout ; mais en passant par l'anus, elles causent un fentiment de chaleur & des douleurs très-vives.

L'UNE & l'autre de ces maladies fe fuccedent réciproquement, de manière que la diarrhée, comme nous venons de le voir, dégénere en dyffenterie, celle-ci en diarrhée, & même, quoique très-rarement, en flux céliaque ou lientérique.

LA diarrhée dégénere alors quelquefois en fievre putride, & cela n'eft pas furprenant, puifque la même caufe, felon fon intenfité, produit l'une & l'autre maladie ; d'ailleurs un traitement peu méthodique opere également cette converfion.

LA dyffenterie qui fe termine par la diarrhée, lorfque les fymptomes les plus fâcheux difparoiffent & que la fievre ne fubfifte plus, eft d'un bon augure en ce qu'elle annonce, finon l'abfence , du moins la diminution du levain morbifique , conféquemment le retour prochain de l'action & du ton des inteftins ; au contraire , lorfque la fievre lente accompagne la diarrhée , il eft certain qu'on a tout à craindre pour les accidens rapportés ci-deffus.

On reconnoît par la nature & la quantité des déjections ,. ce qu'il y a à efpérer ou à craindre dans la diarrhée : une matière jaunâtre , un peu épaiffe , rendue fans douleur , & fept à huit fois ou à-peu-près , pendant les vingt-quatre heures , ne préfente rien de dangereux ; mais celle qui eft rouffâtre & rendue en grande quantité dans le même efpace de tems , annonce un commencement de diffolution dans les humeurs , fuivie ordinairement de la fievre lente , du marafme & de l'hydropifie , la matiere glaireufe produit prefque toujours la dyffenterie.

Dans celle-ci, une légere teinte de fang mêlé avec des matieres d'une qualité fufpecte fans être dangereufe, fait efpérer la réfolution, & annonce (furtout lorfqu'il y a peu de douleur & que la fievre eft médiocre) que l'inflammation n'eft pas confidérable ; au contraire lorfque l'on rend une grande quantité de fang pur, noir & diffous, il y a tout lieu de craindre une gangrene prochaine dans les inteftins ; & quand la matiere, quoique non fanguinolente, eft très-âcre & très-crue, qu'elle produit de violentes épreintes, il y a lieu de craindre que la maladie ne fe termine par la diffolution dont le marafme, la fievre lente & même l'hydropifie, font la fuite.

Outre les caufes communes à la fievre putride, à la diarrhée & à la dyffenterie, ces deux dernieres maladies en ont une qui leur eft particuliere, c'eft la fuppreffion fréquente, foit de la fueur, foit de l'infenfible tranfpiration;

suppreſſion à laquelle les Negres ſont très-ſujets, parce que, faiſant pendant la nuit un grand feu dans leurs caſes, qui excite la ſueur ou augmente la tranſpiration, le vent ou l'humidité les ſurprend en cet état, & arrête ſubitement ces ſecrétions ; d'ailleurs il eſt conſtant, par les différentes obſerva- tions, que la ſuppreſſion de ſueurs & de la tranſpiration produit également la péripneumonie, la pleuvreſie, la diarrhée & la dyſſenterie.

LES Negres, dont les humeurs ſont moins diſpoſées à l'inflammation que chez les autres hommes, ſont auſſi plus ſuſceptibles d'éprouver la diarrhée & la dyſſenterie ; d'ailleurs l'humeur arrê- tée ſe portant toujours plus facile- ment vers la partie la plus foible ou la plus affectée, & les premieres voies étant preſque toujours farcies de mau- vais levains, il n'eſt pas étonnant que le reflux des matieres arrêtées détermine l'une ou l'autre de ces maladies.

CE n'eſt pas que cette ſuppreſſion ſubite de la tranſpiration inſenſible ne cauſe auſſi la fauſſe péripneumonie, encore très-ſouvent déterminée par le travail & le mouvement preſque continuel des bras, ce que je me propoſe de démontrer en traitant de cette maladie.

IL ne faut pas perdre de vue dans la diarrhée, la putridité qui s'y joint preſque toujours, & qui la rend beaucoup plus dangereuſe : on obſerve dans quelques-unes de nos colonies, telles que Madagaſcar, & quelquefois à l'Iſle de France, une eſpece de fievre maligne, accompagnée de dyſſenterie ; dans laquelle on prend celle-ci pour la maladie principale, tandis qu'elle n'en eſt que le ſymptome, d'autant plus dangereux qu'il eſt l'effet de la putridité dans les humeurs , dont l'âcreté fait érofion dans les inteftins , & produit cette efpece de flux : auffi remarque-t-on que le plus fouvent & en peu de tems , elle fe termine par la gangrene.

L'OBSERVATION démontre que les Negres morts de dyffenterie & de diarrhée , même ceux qui font enlevés par d'autres maladies , ont les inteftins farcis de vers , ce qui prouve qu'ils font en général fujets aux maladies putrides , & que le fiege de ces affections eft dans les premieres voies.

LA curation de la diarrhée & de la dyffenterie des Negres , a beaucoup de rapport avec celle de la fievre putride ; la diarrhée , comme on l'a vu par la defcription que nous en avons faite plus haut , doit être traitée en raifon de fa force , de fes tems & de la nature des accidens qui l'accompagnent.

L'YPÉCACUANHA répété deux ou trois fois *comme vomitif* dans les premiers tems de deux jours l'un, produit ordinairement de bons effets ; il débarraſſe les premieres voies des ſucs impurs qui ſont le foyer de la maladie, procure une ſecouſſe favorable aux ſecrétions, & rend aux fibres inteſtinales le reſſort qu'elles ont preſque totalement perdu : ce remede eſt d'autant plus utile qu'il renferme pluſieurs principes qui produiſent en-même tems des effets ſalutaires, quoiqu'oppoſés ; en effet il eſt à-la-fois fondant, aſtringent & émétique : auſſi eſt-il généralement employé, mais il n'opere ces effets différens qu'en raiſon des doſes & de la maniere de l'adminiſtrer ; M. Geoffroy prétend qu'à la doſe de 15 ou 20 grains, il procure le vomiſſement, comme à celle de 40 ou 50 ; mais il faut pour cela que l'ypécacuanha ſoit bien choiſi & bien pur ; car, pour en obtenir l'effet deſiré, nous

ſommes obligés d'en employer le plus
ordinairement un gros dans nos colonies, où il n'a pas toutes les qualités de
celui qu'on a en France, ſoit qu'il s'altere par le laps de tems, ſoit que l'on
ait fait entrer dans la poudre une portion de la partie ligneuſe.

Il eſt d'uſage dans cette maladie
d'ordonner l'eau de ris pour boiſſon, à
deſſein ſans doute d'arrêter le flux de
ventre, ou du moins de le modérer ;
cette méthode auroit en effet quelque
utilité dans les cas où la maladie vien-
droit uniquement de relâchement, d'irritation ou d'éroſion ; mais les cauſes
ordinaires de la diarrhée dans les pays
chauds, & ſur-tout chez les Negres,
venant d'une tendance des humeurs à la
putridité, me déterminent à préférer
l'uſage de la limonnade dans les premiers
jours, pour paſſer enſuite à l'eau de ris,
employée comme incraſſant, après m'ê-
tre aſſuré par les évacuations, ſoit

fpontanées, foit provoquées, qu'il ne
refte aucun principe de putridité.

L'on fent aifément que fi la putridité
exiftoit encore, l'ufage des aftringens
feroit alors pernicieux ; car quoique la
nature, plus fage que ceux qui les con-
feillent, les rende fouvent émétiques,
j'ai rarement vu le flux de ventre arrêté
par ces remedes, employés dans le
commencement de la maladie ; j'ai au
contraire obfervé que les malades les
vomiffent ; & il eft conftant qu'il y a
beaucoup à perdre en pareil cas, parce
qu'on n'a pu en faire ufage fans négliger
le traitement effentiel.

Les lavemens font très-falutaires dans
cette maladie, pourvu qu'ils foient
adouciffans. Ce feroit une erreur de
croire qu'en provoquant par ce moyen
les évacuations, on augmenteroit l'écoulement qu'on cherche à guérir ; on gagne
au contraire par les lavemens, la diminution de l'acrimonie de l'humeur, &
l'on

l'on parvient à entraîner les matieres attachées aux parois des inteſtins, qui ne pouvant être que très-difficilement évacuées, cauſent par leur ſéjour une irritation propre à donner des coliques, & même à faire dégénérer la maladie en dyſſenterie.

Il faut donc employer les lavemens émolliens, car toute autre eſpece ſeroit très-nuiſible, ſur-tout dans le commencement de la dyarrhée, & préférer le mucilage des herbes émollientes & de graine de lin. On vante beaucoup les lavemens faits avec l'eau de fraiſe de veau, & ceux dans leſquels il entre du ſuif; mais j'ai remarqué qu'ils produiſent ſouvent des effets nuiſibles, & cela doit être ainſi, parce que les matieres animales, ſujettes à ſe rancir, à ſe putréfier par la chaleur & par le mêlange des matieres déja corrompues, trouvant dans les inteſtins tout ce qu'il faut pour acquérir la plus grande âcreté,

F

augmentent l'acrimonie , au lieu de l'adoucir.

Les lavemens doivent être répétés plusieurs fois par jour, selon les douleurs que le malade ressent.

Lorsque par les moyens indiqués ci-dessus, on a enlevé le foyer de la maladie , il n'y a plus de putrescence ni de douleurs ; les déjections sont plus liées , de bonne couleur , moins fréquentes ; la nuit est tranquille ; enfin le malade commence à avoir un peu d'appétit : on emploie alors avec succès un ou deux purgatifs du genre des astringens, tel que le *catholicum* double , le sirop magistral, *&c.*

On passe ensuite à l'usage de la rhubarbe à petite dose & souvent répétée dans la journée, à laquelle on ajoute quatre ou cinq grains d'ypecacuanha ; ce remede produit ordinairement un bon

effet. L'on emploie trop souvent les
astringens ; & vers la fin de la maladie
on passe même trop légérement des plus
doux aux plus forts ; d'abord on emploie
la thériaque , la confection hyacinthe ,
l'alkermès , le *diascordium* , puis le
simarouba, le sang de dragon , le mastic ,
le bol d'Arménie : quelquefois on fait un
mêlange de plusieurs de ces médicamens ,
auquel on joint des absorbans , tels que
le corail & les yeux d'écrevisse ; mais en
général je puis assurer , d'après mon
expérience , qu'il ne faut les donner
qu'après que la cause de la maladie est
détruite ; cependant si l'on est obligé d'y
recourir pour modérer les évacuations ,
il faut choisir les aromatiques & ceux qui
ont éminemment une qualité acidule , &
qui ne sont pas capables de produire une
astriction subite ; la conserve de cyno-
rodon & la tisane faite avec ce fruit ,
sont ceux que l'on doit employer de
préférence ; à leur défaut on y substituera
la tisane de gouyavier & la conserve de

fon fruit. Quelques médecins eftiment dans ce cas les narcotiques ; je crois qu'ils peuvent être utiles quelquefois, mais je crois auffi qu'il ne faut s'en fervir qu'avec modération dans les cas urgens où l'on ne peut faire ceffer les accidens par aucun autre moyen.

La diarrhée eft fouvent accompagnée d'accidens qui demandent d'autres fe-cours ; j'indiquerai les uns & les autres.

Par exemple , lorfque la diarrhée fe prolonge au-delà d'un mois , elle devient chronique & dégénere en dyf-fenterie , ou bien le malade tombe en *phtyfie*.

Si elle dégénere en dyffenterie , les moyens qu'on peut employer font d'au-tant moins favorables , qu'ils ont été en partie épuifés pendant la diarrhée. Ce-pendant la faignée eft néceffaire lorfque la fievre eft forte , que le pouls eft plein , le bas-ventre tendu, difpofé à l'inflammation ou même enflammé ; on eft auffi obligé de la répéter plufieurs fois, mais cela eft rare, & fur-tout chez les Negres. Les vomitifs, quoique très-utiles, doivent être employés avec circonfpection ; il faut s'attacher à rendre le vomiffement plus doux ; la boiffon doit être plus abondante, mais moins aigrelette & nitrée ; les lavemens plus émolliens, nitrés & plus fréquens : je me fuis bien trouvé des cataplafmes émolliens appliqués fur le bas-ventre.

La rhubarbe eft tout-à-fait contraire dans les premiers tems de la dyffenterie, jufqu'à ce qu'on ait obtenu un peu de relâche ; il convient d'en fufpendre l'ufage & de s'en tenir à ce qui vient d'être dit.

Il eft cependant des accidens qui déterminent à fortir de ces regles générales ; des douleurs aiguës, très-violentes dans le bas-ventre , des infomnies qui n'ont point cédé à la faignée , aux boiffons & aux lavemens , exigent l'ufage interne des calmans qui, dans toutes les maladies, méritent d'autant plus de circonfpeétion, que par la même raifon qu'ils produifent les meilleurs effets , lorfqu'ils font bien employés , ils produifent auffi les accidens les plus graves, lorfqu'ils font donnés mal-à-propos : en effet , les narcotiques fufpendent les évacuations , & fixent l'humeur morbifique en provoquant le fommeil , de maniere que toutes les fois que l'on foupçonne qu'il y a à évacuer une matiere nuifible, ou des crifes qui doivent fe faire , il eft effentiel de s'en abftenir.

ON eft dans ce cas dans les premiers tems de la dyffenterie, fur-tout lorfqu'elle eft putride ou fcorbutique ; de forte qu'en général, ce n'eft que vers la fin de la maladie , quand le fommeil ne revient point , que les narcotiques peuvent être employés.

Mais il eſt une autre eſpece de cal‑
mant , permis dans tous les tems & dans
tous les cas ; le camphre répété pluſieurs
fois dans les vingt ‑ quatre heures , à
petite doſe , remplit les indications des
narcotiques , ſans en avoir les inconvé‑
niens ; il eſt d'ailleurs antiputride , légé‑
rement cordial & tonique ; il produit
ſouvent une légere diaphoreſe , utile
pour l'expulſion de l'humeur morbifique.

Si dans la dyſſenterie , les circonſtan‑
ces obligent de ſe ſervir des narcotiques ,
il faut choiſir ceux qui ſont le moins
ſtupéfians , les donner à la plus petite
doſe , & préférer encore ceux qui ſont
compoſés de maniere à porter leur cor‑
rectif avec eux ; de ce nombre ſont le
diaſcordium , le *philionum romanum* ,
pilules de cynogloſe , *&c.*

L'on ſe ſert encore de ces mêmes
narcotiques en lavemens , bien qu'ils ne
ſoient pas ſans quelque danger ; ils

produifent des effets merveilleux , lorfque les douleurs font très-violentes , &
qu'il eft à craindre que la gangrene s'en
fuive , on fait diffoudre depuis un demi-
gros, jufqu'à un gros de *philionum romanum* , dans un lavement.

Lorsque les douleurs diminuent,
que la fievre eft moindre , que les matieres font moins fanguinolentes ou ne le
font plus , qu'elles prennent au contraire
une teinte jaunâtre , & deviennent plus
liées , on peut fe flatter que la maladie
eft fubjuguée ; c'eft alors le cas d'employer quelques laxatifs, de la nature de
ceux que j'ai confeillés dans la diarrhée :
le refte du traitement dans cette circonftance ne differe en rien de celui de la
diarrhée parvenue à fa fin.

Mais lorfque les fymptomes continuent d'être toujours auffi violens, que
la langue devient noire , que la tête fe
prend , qu'il furvient des hocquets, c'en

eft ordinairement fait du malade ; cependant comme toute reffource n'eft point perdue, il faut chercher à calmer ces accidens : c'eft dans ce cas que l'on doit multiplier les potions légérement cordiales & antiputrides ; car ces accidens étant prefque toujours le figne d'une gangrene prochaine ou déja exiftante dans les inteftins, s'il y a du foulagement à efpérer, ce ne peut être que des antiputrides & des cordiaux ; on applique fur la région du bas ventre des cataplafmes légérement réfolutifs & animés ; on donne quelques lavemens, dans lefquels on fait entrer le camphre. Voici les formules des potions & lavemens à employer dans ces cas, elles ferviront d'exemples pour toutes celles qu'on pourroit leur fubftituer.

Formule de potions.

Prenez Eau de fcabieufe (16), 4 onces.

Camphre, 8 grains.

____

(16) **On** y fubftituera la premiere eau cordiale fuivant les pays.

Eau de mélisse spiritueuse, 1 onces.
Liqueur minérale anodine
    d'Hoffman,   1 gros.
Syrop de Limon,   1 once.
Faites diffoudre le camphre dans l'eau de mélisse spiritueuse, & mêlez le tout.

On en donne une cueillerée chaque demi-heure ou chaque heure.

Formule de lavemens.

Prenez camphre demi-gros diffous à froid dans une cuillerée d'huile d'olive, par le moyen de la trituration ; mêlez dans une chopine d'eau ; faites-en un lavement.

Si les accidens de la maladie, après l'ufage de ces moyens, continuent d'être auffi graves, il n'y a plus de reffource ; cependant l'on doit toujours infifter fur les mêmes remedes, car quelquefois dans les cas les plus défefpérés, il fe fait des

(91)

crifes inattendues, qui fauvent le malade.

Dans la convalefcence de la diarrhée
& de la dyffenterie, comme dans celle
de toute autre maladie, il eft effentiel
de nourrir les malades d'une maniere
analogue aux fymptomes qu'ils ont
éprouvés. Le relâchement ou l'atonie
exige que la nourriture foit tonique,
aifée à digérer, & fur-tout que la boiffon
foit un peu fortifiante : le ris, le gruau,
les œufs, un peu de poiffon de riviere,
font les alimens les plus convenables ; &
le vin trempé, la feule boiffon qu'on puiffe
employer. L'on doit principalement faire
prendre aux convalefcens l'air qui fera
reconnu le plus pur & le plus fain, tel
qu'eft ordinairement celui des lieux
élevés.

On aura l'attention d'infifter long-
tems fur l'ufage de quelques opiates (17)

____

(17) Telles que les opiates de Salomon, ou les
poudres de thériaque, d'hyacinte, &c. On ne devroit

ou poudres ſtomachiques , pour tâcher de rendre à l'eſtomac le ton qu'il a perdu , & par-là empêcher les mauvaiſes digeſtions qui doivent néceſſairement réſulter de ſon peu de reſſort.

·LES Negres , & plus particulierement ceux qui arrivent de la traite , ſont encore ſujets à une eſpece de dyſſenterie cauſée par une affection ſcorbutique , ou le ſcorbut lui-même : cette maladie exige un traitement particulier différent de celui de la précédente ; ce n'eſt que par les antiſcorbutiques que l'on parvient à la guérir ; de même que ce n'eſt qu'après avoir détruit le vice principal , dans la dyſſenterie en général , que l'on peut employer les moyens que j'ai indiqués plus haut , lorſqu'elle eſt à ſon dernier période ; mais ſouvent la maladie fait des progrès

jamais envoyer aux colonies d'électuaires tout compoſés , parce qu'ils ſe décompoſent dans la traverſée par la fermentation.

fi rapides , qu'il eſt impoſſible de la guérir , & cela parce qu'on ne s'eſt occupé que du ſymptome dyſſentérique , lorſqu'on devoit faire le traitement du ſcorbut : auſſi ne voit-on qu'un très-petit nombre de ces infortunés rechapper de cette maladie.

LES Negres qui arrivent de la traite dans les colonies, ont plus ou moins ſouffert dans le trajet , ſuivant que leur moral a été plus ou moins affecté de la perte de leur liberté , ſelon leur nombre relativement à la capacité du vaiſſeau, à la quantité & à la qualité des vivres, principalement de l'eau ; au tems favorable ou contraire que le vaiſſeau a éprouvé pendant ſon ſéjour à la côte , enfin à la longueur de la traverſée.

LA ſituation des Negres à bord des vaiſſeaux eſt des plus effrayantes. On les place le plus ordinairement dans l'entrepont , de maniere qu'ils ſe touchent

& qu'il ne refte entr'eux prefque aucun efpace ; point de jour dans la plupart des lieux occupés par les Negres , & point ou prefque point de poffibilité au renouvellement de l'air dans des climats auffi brûlans ; une portion de cet élément abfolument effentiel à la vie , eft à peine forti des poumons d'un Negre , qu'il eft auffi-tôt refpiré par un autre , de forte que l'air s'échauffe en raifon du nombre d'hommes raffemblés ; qu'il perd fon élafticité & fes autres propriétés dans la même proportion ; qu'il fe charge d'une plus ou moins grande quantité de *phlogiftique* & de différentes émanations animales, provenant de fujets plus ou moins cacochimes relativement à l'état de chaque Negre en particulier.

LES globules du fang attenués & divifés dans les vaiffeaux capillaires des parties les plus éloignées du cœur , ne peuvent, par une telle atmofphere, être

condenfés & rapprochés dans les poumons : le fang perd fes propriétés
d'autant plus promptement , que le rap-
prochement de fes parties ne peut pas
non plus être fait à la fuperficie du corps
par un tel air ambiant.

LES vaiffeaux relâchés par le concours
de tant de caufes , mais principalement
par un air auffi chaud & auffi humide ,
perdent leur action ; le fang s'épaiffit ,
la férofité ne s'y mêle plus ; & fi le
mouvement vafculaire n'eft pas augmenté , en un mot , s'il ne furvient point de
fievre , il forme par fon féjour des fta-
fes , des échimofes , de vraies lividités ,
ce qui conftitue le premier degré du
fcorbut ; les vifceres s'obftruent , s'élevent , tout le corps prend un très-gros
volume par la bouffiffure générale : c'eft
alors que la trifteffe & la mélancolie fi
ordinaires dans le fcorbut portent ces
infortunés à defirer la mort.

LE concours de ces funeftes caufes continuant , l'efprit vital s'affoiblit ; les principes du fang & des liqueurs en ftagnation fe diffocient , tombent en déliquefcence ; la pourriture fe mani-fefte & fait des progrès rapides ; les hémorrhagies deviennent fréquentes ; il furvient une petite fievre qui n'ayant aucun type , aucun caractere déter-miné , eft erratique ; la bouche devient infecte , les dents fe noirciffent & chan-celent dans leurs alvéoles , le fcorbut eft dans fon deuxieme degré.

CETTE maladie parcourt rapide-ment fes tems & fes périodes ; les par-ties les plus craffes & les plus vifqueufes des humeurs , qui avoient réfifté dans le deuxieme degré , fe putréfient , en un mot , le vice gagne leur univerfalité , & le fcorbut eft à fon troifieme & der-nier degré ; delà les douleurs les plus cruelles , fur-tout pendant la nuit ; la fievre eft hétique ; les hémorrhagies

deviennent

deviennent de plus en plus fréquentes ;
le ptyalifme exceffif ; les lypothimies
& les fyncopes fe rapprochent : enfin
la ceffation des fonctions des vifceres
& la perverfion totale des humeurs
font du malade un gouffre de puanteur.

Les chofes n'en viennent pas là , fi ,
dès le commencement du deuxieme
degré du fcorbut , la diarrhée ou la
dyffenterie font furvenues , toutefois
fuivant l'âge & le tempérament du fujet ;
car chez les bilieux dont la conftitution
eft âcre & chaude , les mélancoliques
& les hypocondriaques , le fcorbut parcourant rapidement fes tems , eft bientôt
à fon troifieme degré ; tandis qu'au contraire chez les Negres d'un tempérament
fanguin , d'un caractere peu réfléchi ,
difpofé à la gaieté , lorfque les humeurs fe
font fait jour par le fondement , les fymptomes du fcorbut font en général moins
graves ; on obferve feulement que dans

G

ce cas les dévoiemens font extrêmement coliquatifs, & que les malades périffent dans une maigreur affreufe.

L E s Negres d'une bonne conftitution ont dans cette maladie moins de fymptomes du fcorbut réunis à ceux de la diarrhée & de la dyffenterie ; la circulation étant moins gênée, le battement des arteres eft plus régulier & moins convulfif, les mouvemens d'infpiration & d'expiration font plus libres : auffi peut-on en général débarquer les Negres dyffentériques dès le jour ou le lendemain que le vaiffeau a mouillé dans le port, fans craindre la fuffocation inévitable lorfqu'on defcend à terre, dès le jour de leur arrivée, les fcorbutiques du deuxieme & du troifieme degrés. On doit prendre pour ceux-ci les plus grandes précautions ; leur donner pendant quelques jours à bord des vaiffeaux les fecours qui pourroient leur être adminiftrés à terre, afin de les mettre en état de ſupporter leur tranſport qui ne peut être fait ſans occaſionner des mouve-mens & des ſecouſſes capables de pouſ-ſer dans les poumons exceſſivement relâchés , une aſſez grande quantité de ſang pour les ſuffoquer à l'inſtant même.

Le régime & le traitement du ſcor-but conviennent abſolument dans cette eſpece de maladie , puiſque , comme je l'ai déja fait remarquer , traiter ſeu-lement la diarrhée ou la dyſſenterie , ce ſeroit s'attacher à l'effet ſans détruire la cauſe ; c'eſt pourquoi l'on doit éta-blir l'Hôpital des Negres arrivans de la traite, dans les quartiers les plus élevés de la colonie , où l'air eſt plus ſalubre , & principalement près des eaux cou-rantes.

Après l'air , le choix des alimens eſt la choſe la plus importante. Toutes les ſubſtances végétales , fraîches , d'uſage dans nos cuisines , conviennent dans cette circonstance , mais principalement le cresson auquel on joint le cochléaria, le beccabonga , en un mot , les plantes connues sous le nom de *cruciferes* ou *plantes animales.* Tous les farineux fermentés , & sur-tout le riz , produisent de bons effets. La tortue , soit de mer ou de terre , est aussi un excellent anti-scorbutique (18).

On fait usage de ces alimens sous diverses formes ; mais le plus communément sous celle de bouillons, en observant sur - tout que ces plantes ne doivent point entrer en ébullition avec la chair de tortue , parce qu'une médiocre chaleur suffit pour extraire le sel volatil qui constitue leur vertu , & que les chocs réitérés dans les grandes ébullitions détruisant le mucilage de la tortue , il ne resteroit alors dans les

(18) *Nota.* Je lui ai reconnu cette qualité jointe à celle d'un très-bon restaurant.

bouillons que la terre groſſiere, & les
ſels fixes qui n'étant plus combinés avec
cette portion mucilagineuſe ou terre ſub-
tile deviendroient extrêmement âcres,
car c'eſt cette même combinaiſon des
principes extractifs de la tortue, qui
conſtitue leur propriété antiſcorbuti-
que (19). Le bouillon retiré du feu,
on y jette les plantes, & on les laiſſe
infuſer ſur les cendres chaudes environ
une demi-heure.

APRÈS les accidens diſſipés, on ſou-
tient l'eſtomac des malades avec un
peu de vin ; & ſuivant l'indication, on
les fait vomir avec l'ypécacuanha,
quoique dans cette eſpece de dyſſenterie, plus encore que dans toute autre,
on doive s'impoſer de ne point faire

(19) Les exemples de guériſons de ſcorbutiques
retardées faute d'avoir pris ces précautions, ne laiſſent
aucun doute à cet égard. On ne ſauroit donc trop
recommander de faire les bouillons à petit feu ; le
plus convenable ſeroit le bain-marie.

G iij

uſage d'*opium*, & des préparations dans leſquelles entre ce remede. On peut cependant ſe permettre, le ſoir, pour calmer les douleurs & fortifier les entrailles, l'uſage d'un demi-gros ou d'un gros de thériaque délayé dans un demi-verre de vin ; on peut auſſi, ſuivant les circonſtances, faire prendre cette même quantité de thériaque en bol, en y ajoutant trois ou quatre grains de camphre, avec un ou deux grains de muſc, & quelquefois davantage.

Jusqu'a ce que les ſymptomes de putridité ſoient diſſipés, on peut, bien que ce ſoit contre l'uſage ordinaire, employer les citrons, les limons, les oranges, & même en aromatiſer les ſubſtances alimentaires, ainſi que dans le ſcorbut qui n'eſt point accompagné de flux de ventre.

S'il ſurvient quelques ſymptomes de malignité, on fera uſage d'éther vitriolique, plus ou moins répété, fuivant la violence des accidens : on en peut donner de quinze à vingt gouttes, & même quelquefois jufqu'à trentefix, dans une cuillerée de vin ou autre *menftrue* convenable. On fuppléera à l'éther par la liqueur minérale anodine d'Hoffman, avec la précaution d'augmenter la dofe de moitié, parce que cette préparation n'eft qu'un éther affoibli, & qu'elle n'eft calmante qu'en proportion des parties éthérées qu'elle contient.

Dès le milieu du deuxieme degré du fcorbut ordinaire, principalement dans les pays chauds, la peau des extrémités eft un peu froide, un tant foit peu huileufe & défagréable au toucher ; au contraire, dans la diarrhée & la dyffenterie fcorbutique, la peau s'étant refferrée, devient feche, écailleufe ; c'eft pourquoi l'on doit laver les Negres qui en font attaqués, avec de l'eau tiede, & ne négliger aucun des moyens capables de rétablir la tranfpiration infenfible dont la fecrétion & l'excrétion ont été fufpendues, & même arrêtées, en proportion du nombre des felles, de la quantité des déjeétions, du degré de colliquation des humeurs & du tempérament du malade.

ESPÉRER de réchapper les Negres de cette efpece de dyffenterie, en les laiffant nuds ou prefque nuds, en les faifant coucher fur des nattes étendues par terre, foit dans les cafes qui leur font deftinées, ou dans les hangards fervant d'hôpitaux, comme cela fe pratique trop fouvent, fe feroit s'abufer; il faut leur faire conftruire des cadres à pieds, garnis de cordages, propres à recevoir des matelas de coton, fort commun dans toutes nos colonies; & au défaut de matelas, leur donner au moins des paillaffes bien entretenues: il feroit encore très-avantageux d'y

ajouter des chemifes, de gros draps &
des couvertures qui ferviroient feulement aux Negres malades. Chaque
grand propriétaire devroit avoir fur
fon habitation un hôpital, pourvu &
entretenu de tous ces objets indifpen-
fables pour le falut de fes efclaves ; &
fi quelqu'un m'objectoit qu'un tel éta-
bliffement entraîneroit une trop grande
dépenfe, je répondrois que la confer-
vation de vingt, trente, quarante, &
même jufqu'à cinquante Negres qu'il
perd chaque année, le dédommageroit
au-delà de toute proportion. Tout Negre
malade auroit droit aux mêmes fecours,
parce que le conferver eft à la fois un
acte d'humanité de la part du propriétaire, & une augmentation à fa
fortune.

LORSQUE les fymptomes du fcorbut
ont entiérement difparu, cette maladie
rentre dans la claffe de la diarrhée &
de la dyffenterie ordinaires, parvenues

à leur dernier tems; conséquemment, le traitement doit être le même, en observant de n'uſer qu'avec la plus grande circonſpection des aſtringens, tels que le *diaſcordium*.

DES MALADIES
VERMINEUSES.

NOUS avons déja obfervé qu'à l'ouverture de tous les cadavres des Negres, morts de maladie quelconque, dans plufieurs colonies, l'on trouve les inteftins farcis de vers, qui doivent leur exiftence à la nourriture infipide, non fermentée, muqueufe, à laquelle ils font bornés.

DANS les maladies vermineufes, les Negres font fans appétit, ou lorfqu'ils en ont, il eft exceffif; la langue eft très-chargée d'un limon ordinairement blanchâtre; ils ont des naufées, le pouls eft petit & vacillant, le fommeil interrompu; ils ont communément les yeux à demi ouverts, des foubrefauts légers les réveillent fouvent; ils fentent quelquefois des démangeaifons aux narines, & le ventre eft bouffi.

Dans la maladie fimplement vermi-
neufe des Negres, il furvient quelquefois
de la fievre, qui devient alors prefque
toujours putride ; lorfqu'il n'en furvient
point, & que l'on n'a pu parvenir à
détruire les vers, ils font fujets à tomber
dans une langueur ou mélancolie qui les
porte au découragement.

Cette maladie ne préfente aucun
danger, lorfqu'elle n'eft point accompagnée de fievre ; & quand il y en a
peu, on en vient aifément à bout. Moins
les fymptomes font multipliés, plus la
guérifon eft aifée ; plus le fujet eft fort,
& moins on a de peine à détruire la
caufe : l'expérience prouve que les
Negres les plus foibles y font le plus
expofés, ainfi qu'à la récidive.

Il arrive quelquefois que les vers
enlevent l'enduit de l'eftomac & des
inteftins, en détruifent le velouté, ce
qui ne peut fe faire fans exciter des

douleurs très-violentes : on trouve même dans plusieurs cadavres , la substance des intestins percée d'outre en outre , tachée en plusieurs endroits & considéblement épaissie.

JE ne parle ici que de la maladie vermineuse simple , qui n'est point ordinairement accompagnée d'une fievre réglée ; les autres doivent être rapportées aux fievres putrides pour le traitement.

DANS cette maladie , les vomitifs produisent de fort bons effets , & je préfere dans ce cas l'usage du tartre stibié , parce que l'observation m'a appris que toutes les préparations antimoniales sont efficaces contre les vers ; j'emploie pour boisson , les infusions de camomille , de mélilot , l'eau de chiendent , même la limonnade , & l'eau bouillie avec le mercure crud. Je purge de jour à autre ordinairement avec quelques draſtiques, corrigés par les ſels neutres, mêlés avec le ſemen-contra, ou le mercure doux, ſublimé ſix fois (20). [Voyez la formule ci-deſſous]. Je fais même prendre l'un & l'autre de ces remedes antivermineux dans les intervalles des purgatifs ; & quand la cauſe eſt détruite (ce qu'on

---

(20) Le *ſemen-contra* à la doſe d'un gros, le mercure doux à la doſe de huit grains pour les adultes.

FORMULE.

Prenez Jalap,	demi-gros.
Crème de tartre,	demi-gros.
Semen-contra,	demi-gros.

Incorporez avec ſuffiſante quantité de ſyrop de fleur de pêcher, ou à ſon défaut avec le ſyrop de ſucre, ou même avec la premiere conſerve.

Cette formule eſt pour les ſujets d'un tempérament ordinaire ; elle doit être variée ſelon l'âge & les circonſtances. Pour les enfans, par exemple, & pour les ſujets extrêmement foibles, la moitié ſuffit : pour les tempéraments forts, vigoureux, & ſur-tout pour les ſujets gras, on double la doſe ci-deſſus. Nous n'avons pas beſoin d'indiquer qu'entre ces trois formules il y a différentes nuances que le Praticien doit ſaiſir.

obferve aifément par le meilleur état du malade , & parce qu'il ne rend plus de vers), on le met à l'ufage des amers, pour diffiper la difpofition des premieres voies à la reproduction des vers.

PENDANT tout le traitement, il eft effentiel de nourrir les malades avec des fubftances feches, un peu falées, & de leur faire boire un peu de vin.

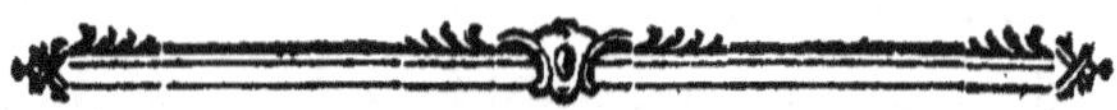

DES MALADIES
DE LA POITRINE.

ON divife les maladies de poitrine en aiguës & en chroniques, en celles qui affeſtent la fubſtance du poumon, & en celles qui attaquent les autres parties du thorax.

JE ne traiterai point ici de toutes les maladies qui affeſtent, foit les poumons, foit le thorax, je n'ai pour objet que celles qu'on obferve principalement chez les Negres.

PRESQUE toutes les maladies aiguës des poumons font en général inflammatoires ; mais par les caufes déja indiquées, elles proviennent plutôt chez les Negres, d'un engorgement vifqueux, qui embarraffe la fubſtance des poumons, que d'une véritable inflammation ;

c'eſt

c'eſt pourquoi leur maladie aiguë, la plus ordinaire en ce genre, eſt une eſpece de fauſſe péripneumonie, tenant beaucoup de la nature des putrides.

ELLE affecte plus communément les Negres qui travaillent aux habitations : les Negres domeſtiques en ſont rarement attaqués, par la raiſon qu'ils vivent preſque comme les Blancs.

JE ne parlerai point ici de la vraie péripneumonie, non plus que des autres maladies vraiment inflammatoires, très-rares les unes & les autres chez les eſclaves ; je me bornerai à parler de la fauſſe péripneumonie, maladie très-fréquente parmi les Negrès, & qui differe beaucoup de la fauſſe péripneu-monie, connue en Europe.

CETTE maladie ſe préſente quelque-fois ſous la forme de la vraie péripneu-monie, & dégénere fréquemment en

H

chronique, de maniere que les maladies aiguës du poumon peuvent se réduire à la fausse péripneumonie, & les chroniques à celles qui se terminent par suppuration.

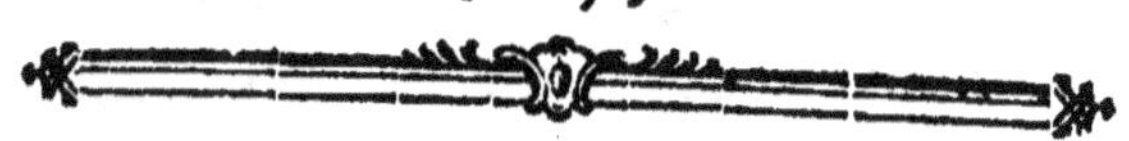

DE LA FAUSSE
PÉRIPNEUMONIE
PARTICULIERE
AUX NEGRES.

LA fauſſe péripneumonie, *peripneu-monia notha*, differe de la vraie, en ce que celle-ci eſt une inflammation pure & ſimple des poumons, accompagnée de fievre continue & aiguë, avec un pouls plein, fort & égal; une douleur gravative très-vive, en forme de point de côté; un crachement de ſang fleuri ou de matieres ſanguinolentes, plus ou moins chargées; une grande difficulté de reſpirer, & une toux plus ou moins fréquente & incommode.

DANS la fauſſe péripneumonie, au contraire, la fievre eſt à peine marquée dans les premiers tems, le pouls eſt

H ij

souvent inégal; les malades font plus accablés, le visage est plus bouffi que haut en couleur (21), le point de côté est moins vif, le crachement de sang plus rare & toujours mêlé; la langue est moins seche & plus chargée; en un mot il y a beaucoup de signes qui caractérisent la putrefcence & l'engorgement humoral; & quoique la douleur soit moins aiguë, l'étouffement est aussi grand que dans la vraie péripneumonie; ce qui distingue cette fauffe péripneumonie de celle d'Europe, dans laquelle l'étouffement est toujours beaucoup plus grand, que dans la vraie péripneumonie, & va souvent jusqu'à la suffocation.

Les exercices violens auxquels les Negres font affujettis; les injures du tems dont ils peuvent à peine fe garantir; le paffage fréquent du froid au chaud, & du chaud au froid, les

____

(21) Leur couleur noire change en effet; leur visage devient d'un rouge cuivré.

expofent néceffairement aux accidens produits par le flux & reflux des tranf-pirations cutanées & pulmonaires. En effet, lorfque la tranfpiration pulmonaire eft augmentée par un grand mouvement ou une chaleur confidérable, fi elle vient à être fupprimée tout-à-coup par le froid, l'humidité ou une boiffon froide , il furvient un engorgement propre à exciter la phlogofe qui, felon la difpofition du fujet, la quantité & la qualité de fes humeurs , eft fuivie de différens effets ; rhumes , catharres, coqueluches, pleuréfie, pleuvropéri-pneumonie, vraie péripneumonie, fauffe péripneumonie, &c.

La fuppreffion de la tranfpiration cutanée produit fur les différentes parties du corps les mêmes effets, relativement à l'engorgement & à l'inflammation ; elle augmente l'intenfité de la caufe qui enflamme le poumon, en ce que prefque toujours l'une & l'autre

tranfpiration font en même tems arrêtées.

APPLIQUONS maintenant aux Negres
cette caufe de phlogofe & d'engorgement au poumon , relativement à la
difpofition & à la qualité de leurs
humeurs ; on verra aifément que par
leur maniere de vivre , leur fang doit
être appauvri & difpofé à l'alkalefcence;
que les folides , quoique peut-être par
cela plus irritables , ont cependant
moins de ton & de force ; d'où il
réfulte que les engorgemens qu'ils
éprouvent , doivent moins tenir de
l'inflammation , que de la putrefcence ,
conféquemment qu'ils font moins fujets à la vraie péripneumonie ; ce que
l'obfervation confirme.

LA péripneumonie dont nous parlons,
differe encore de celle qu'on appelle
généralement fauffe-péripneumonie , en
ce que la premiere n'eft pas très-dan-

gereufe, lorfqu'elle eft traitée métho-
diquement ; au lieu que celle-ci l'eft
même beaucoup plus que la vraie
péripneumonie.

CELLE dont nous parlons a encore
un caractere particulier, c'eft que les
crachats & la toux font plus aifés dans
le commencement de la maladie, les
fymptomes peu urgens, de forte qu'on
pourroit préfumer qu'elle n'aura point
de fuite ; les crachats annoncent fouvent
le degré de putrefcence des humeurs,
alors ils font jaunâtres ou teints de différentes couleurs.

CETTE maladie offre néanmoins
quelques dangers, tels que ceux qui
dépendent de l'alkalefcence des humeurs
ou des impreffions graves qu'elle peut
laiffer, & qu'elle laiffe en effet dans la
fubftance des poumons, principalement
lorfqu'elle eft mal traitée.

H iv

MAIS quand il n'y a ni excrétions, ni déjections, que la toux est fréquente & incommode, l'expectoration difficile, les crachats teints de différentes couleurs, puants & noirs ; sur-tout lorsque la tête se prend, que la respiration est de plus en plus gênée, le malade est dans le plus grand danger.

LE traitement de cette maladie exige d'autant plus de circonspection, qu'elle se montre sous une apparence trompeuse, & que la maladie elle-même varie en raison des sujets, de l'intensité & de la putrescence ; quelquefois elle est précédée d'un accès de fievre assez violent, qui dure vingt-quatre heures ; d'autres fois les symptomes sont très-légers, comme nous l'avons déja observé, & la fievre est à peine marquée.

C'EST d'après ces observations que l'on doit être dans les premiers tems fort réservé sur le choix des moyens à

employer, principalement fur la faignée, qui produit fouvent les effets les
plus pernicieux; car la force vitale étant,
pour ainfi dire, entiérement en défaut
chez les Negres attaqués de cette maladie; il eft plus néceffaire de réveiller
l'ofcillation des vaiffeaux, que de l'af-
foiblir par des faignées; auffi voyons-
nous la plupart de ceux chez lefquels le
fang n'a point été ménagé, tomber dans
des maladies chroniques qui les menent
infenfiblement au tombeau; telles que
la fuppuration des poumons ou la phtyfie
pulmonaire.

CE n'eft pas qu'on doive abfolument
exclure la faignée dans le traitement de
cette maladie; mais hors les cas d'une
fievre continue très-forte, d'un étouffement très-confidérable, & des fignes
manifeftes d'inflammation (ce qui eft
fort rare ici), on peut prefque toujours
s'en paffer.

J'ai fait la même observation fur l'ufage inconfidéré & trop précipité des purgatifs, qui troublent les crifes que la nature cherche à préparer pour l'expulfion de l'humeur morbifique, & auxquelles il faut un certain tems pour achever cette opération.

La foibleffe du pouls, l'abattement des malades, exigent bien plutôt des remedes un peu animés, & propres à donner aux vaiffeaux le ton néceffaire pour produire la coction de l'humeur morbifique; ainfi, contre l'ufage ordinaire, il convient de mêler aux incififs, les aromatiques légers, pour réveiller l'ofcillation & divifer l'humeur engorgée dans la fubftance du poumon : la fleur de camomille, de fureau, de mélilot, l'écorce de citron, fourniffent par une légere infufion dans l'eau, une boiffon aromatique & légérement incifive ; mais de tous les moyens, le plus puiffant, le mieux indiqué, & celui qui attaque directement les caufes de cette maladie, eft le tartre ftibié : ce remede agit comme incifif, conféquemment il divife l'humeur engorgée; par la fecouffe qu'il produit , il donne plus de jeu à la fubftance vafculaire du vifcere affec- té , & opere alors un dégorgement favorable des fucs impurs, renfermés dans les premieres voies, qui font le foyer de la complication putride.

JE crois même, pour cette raifon, qu'il feroit avantageux, après le premier effet de ce remede , comme vomitif, de le continuer comme altérant & à la plus petite dofe , pourvu toutefois qu'il ne dévoie pas le malade (22) ; on

_____

(22) On ne fauroit être trop circonfpect à cet égard; à Paris, comme dans les Colonies , l'on abufe étrangement de cette adminiftration de l'émétique à petite dofe. Je l'ai vu employer dans les vraies inflammations de la poitrine , au commencement & dans le progrès de ces maladies. Ce qu'il y a de plus révoltant pour tout Médecin inftruit , c'eft de voir porter l'abus de ce remede jufqu'à exciter plufieurs felles par jour,

peut cependant lui fubftituer le foufre
doré d'antimoine, le kermès minéral,

---

même le dévoiement ; les crachats diminuent, l'oppreffion augmente en proportion de la quantité des
évacuations , & quelquefois la fuppreffion fubite de
l'expectoration caufe un engorgement fi prompt dans
les poumons, que les victimes de cette groffiere igno-
rance meurent fuffoqués dans les vingt-quatre heures.
Mais comme les gens de l'Art qui s'obftinent à provoquer ces évacuations , rencontrent quelquefois des Médecins inftruits qui leur démontrent la néceffité abfolue
des remedes oppofés , tels que la faignée , il arrive que
faifant ufage des uns & des autres en même tems , le
malade ne meurt pas toujours de la fuffocation , une
portion de l'humeur fe fixe dans la fubftance des poumons, d'où fuit la fuppuration telle que les tubercules,
la vomique ou la phtyfie pulmonaire , qui ne laiffe
fouvent au malade qu'une vie languiffante , bientôt
terminée par la mort.

Jufqu'à préfent je n'ai point vu de fuppuration des
poumons à la fuite de la fluxion de poitrine , vraie ou
fauffe , qui n'ait eu pour caufe le mauvais traitement,
mais fur-tout l'abus de l'émétique à petite dofe , ou
autres évacuans , tels que les apozemes , dans lefquels entrent les fels neutres de Glaubert , ou végétal,
avec quelques grains de tartre ftibié.

J'ai été plufieurs fois confulté dans des cas femblables où , pour efpérer la guérifon , il s'agiffoit uniquement de ne pas s'oppofer à la fecrétion & à l'excrétion

(125)

& l'ypecacuanha auffi à petite dofe :
les circonftances décident fur la préférence.

Le kermès minéral a un avantage
très-grand fur les autres médicamens,
même fur l'émétique ; fon ufage eft
plus facile & plus fûr ; il eft d'ailleurs
confacré à cette maladie : mais il faut
obferver que celui qui eft préparé par

---

des crachats : mais pour cet effet, il falloit fufpendre
les remedes évacuans, ce que l'on obtient difficilement des gens de l'Art, partifans de ces fortes de
remedes, qui ne manquent jamais de voir dans les
maladies les plus fimples des complications fans fin,
telles, par exemple, que la putridité, complication
que je n'ai jamais vu exifter dans les inflammations
vraies.

Enfin j'ai vu des perfonnes de la meilleure fanté
avoir la manie de fe purger par précaution, & qui ne
pouvoient refpirer le foir & le lendemain de la médecine. J'en ai vu mourir auffi de la maladie que les
purgatifs de précaution déterminoient. Ces remedes
font fouvent dégénérer les plus fimples rhumes en
fluxions de poitrine, maladie qui, lorfque les purgatifs
font continués, conduit à la fuppuration des poumons
& à la mort.

(126)

la voie humide (23), eſt le ſeul dont
on puiſſe attendre un bon effet.

L'APPLICATION des véſicatoires eſt
une des indications qu'il faut remplir
de bonne heure dans les premiers tems,
en les appliquant aux jambes ou aux
cuiſſes, & en entretenant la ſuppuration;
on procure une dérivation favorable
qui empêche les effets pernicieux de
l'engorgement qu'on cherche à détruire
par toutes ſortes de moyens. J'ai vu
quelquefois le véſicatoire appliqué au
thorax ſur l'endroit douloureux, produire de merveilleux effets ; on ſent

____

(23) A la doſe de deux à trois grains dans les
vingt-quatre heures , bien mêlé avec quatre onces
de lait d'amandes, dix-huit grains de gomme adragante & ſuffiſante quantité de ſucre pour lui donner
la conſiſtance de looc , à prendre toutes les heures
par cuillerées. On aura attention de bien triturer
le kermès avec trois gros de ſucre & les dix-huit
grains de gomme adragante , à quoi on ajoutera peu-
à-peu les quatre onces de lait d'amandes ; ſeize
amandes ſuffiſent ordinairement pour quatre onces
d'émulſion.

qu'il faut avoir une pleine conviction que la maladie n'est point une vraie péripneumonie, c'est-à-dire, qu'il n'y a pas une grande inflammation au poumon ; car dans cette circonstance, ce moyen, loin d'être utile, deviendroit très-dangereux.

En général on tire peu de fruit des potions huileuses ; & quoique la plupart des Médecins reconnoissent leur inutilité, & qu'il soit constant qu'elles produisent quelquefois des effets nuisibles, sur-tout dans les pays chauds, on ne laisse cependant pas que de les y prodiguer dans les maladies de poitrine, ce qui est très-mal entendu. Il est pourtant nécessaire d'en faire prendre quelques cuillerées, moins relativement à leur propriété médicinale, que pour servir de véhicule à certains remedes, tels que le kermès, le soufre doré d'antimoine, lesquels ne se mêlent bien que dans les huileux ; & le camphre qui se mêle également bien avec les huileux comme avec les fpiritueux.

Lorsque l'expeโoration eft bien établie, que le malade refpire facilement, que les évacuations en tout genre n'ont plus de figne de crudité, & que la nature s'explique par différentes crifes, aux tems marqués pour la coโion, (ce qui eft plus ou moins long, felon la nature, la complication & la force de la maladie), on doit ufer modérément des incififs ; & c'eft le moment où il faut examiner fi quelques doux laxatifs ne feroient pas indiqués.

Il faut auffi diftinguer dans cette maladie, les crifes de l'humeur engorgée, fixée à la poitrine, qui font les plus promptes, & qui s'operent par les crachats, d'avec celles qui fe font par la fueur & par les évacuations du basventre ; car il peut arriver que les crachats annoncent la coโion de l'humeur à expeƈorer , tandis que les autres évacuations font encore crues; alors la maladie de la poitrine eft jugée, mais la fievre putride, dont les crifes font plus lentes, ne l'eft pas; & quoique la complication n'exifte plus, il eft pourtant effentiel d'être attentif à l'une & à l'autre fortes de crife , parce que les accidens de l'humeur putride pourroient bien réveiller ceux de la poitrine. Rien n'eft plus délicat que la purgation dans toute efpece de maladie de poitrine ; on peut par fon effet arrêter fubitement l'ex-peƈoration , & tuer fur le champ le malade ; nous n'en avons que trop d'exemples : cependant dans cette ma-ladie, chez les Negres, ce moyen eft moins dangereux, parce qu'il peut agir fur la quantité des matieres nuifibles contenues dans les premieres voies, ou qui s'y portent facilement ; mais on ne doit l'employer que vers le feptieme ou le huitieme jour ; & lorfque l'on a, comme nous l'avons dit, des fignes de coƈion.

I

QUAND la maladie réſiſte aux moyens que j'ai indiqués , & qu'il n'y a encore aucuns ſignes de coction , le ſeptieme ou le huitieme jour , il faut alors inſiſter ſur la boiſſon , les inciſifs & la ſuppuration des véſicatoires. Il arrive communément que l'humeur ſe partage , & qu'il ſurvient au bout de quelque tems des ſelles abondantes , ou des ſueurs ou des urines bien chargées , qui terminent la maladie , quoiqu'on n'ait pas eu du côté des crachats , les ſignes favorables que nous avons annoncés. Dans tous ces cas , il faut laiſſer agir la nature pendant quelque tems , l'aider même s'il en eſt beſoin , & enſuite en venir à l'uſage des laxatifs , qu'il faut réitérer ſuivant les circonſtances.

LORSQUE la maladie ſe prolonge , que les accidens augmentent, les malades ſuccombent quelquefois ; & lorſqu'elle n'eſt pas terminée du quatorze au dix-ſept , il eſt à craindre qu'il ne ſe forme un abcès dans la substance du poumon, dont les symptomes ne tardent pas à paroître.

A la vérité, cet accident arrive rarement lorsque la maladie a été bien traitée ; c'est sur-tout à l'usage inconsidéré de la saignée & des purgatifs, qu'on doit l'attribuer.

Je détaillerai dans le Chapitre suivant, les différens phénomenes de la suppuration des poumons, qui est la suite de la péripneumonie des Negres.

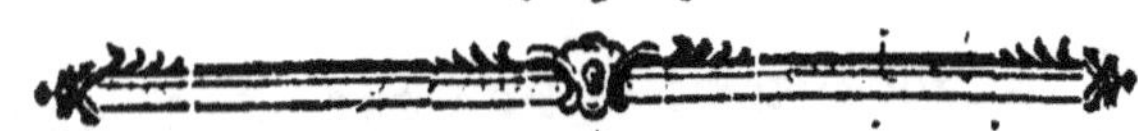

DE LA SUPPURATION
DES POUMONS,
PARTICULIERE
AUX NEGRES.

Lorsque les liqueurs engorgées dans la substance des poumons, pendant le cours de la péripneumonie, n'ont pas été broyées & atténuées par les forces de la nature, au point de débarrasser ce viscere, & de former une prompte résolution, elles changent de qualité par leur séjour, & deviennent une substance âcre & irritante, qui corrode bientôt les parties solides & produit diverses maladies du poumon.

Ces maladies commencent toujours par une espece d'abcès, qui se présente sous différentes formes. Dans les unes, les parties solides qui se sont brisées &

tournées en suppuration, ont laissé une telle circonscription à l'abcès, que le tissu cellulaire en fait les parois, & que l'abcès contenu dans cette espece de sac, forme ce qu'on appelle une *vomique* ; dans d'autres, la circonscription n'étant pas uniforme, & la matiere purulente étant d'une nature plus âcre, il s'établit promptement un *ulcere* ; dans quelques autres enfin, la matiere engorgée, long-tems retenue dans les poumons, se termine par de petits dépôts lents, qui produisent dans le lieu affecté, une ou plusieurs tumeurs qu'on nomme *tubercules*, qui, avec le tems ; deviennent autant de petits abcès ; & souvent cette humeur fait dégénérer la maladie en phtysie pulmonaire.

DE ces trois terminaisons, la premiere est très - commune parmi les Negres, & souvent très - funeste. La seconde est beaucoup plus fâcheuse, mais elle est aussi plus rare ; la troisieme

I iij

enfin eſt beaucoup moins dangereuſe que les deux autres.

L E S ſignes qui annoncent la ſuppu-ration au poumon à la ſuite de la fauſſe péripneumonie, ſont 1°. l'abſence de ceux qui devroient annoncer la réſolution de cette maladie; 2°. le défaut de criſes; 3°. quelques friſſons irréguliers vers la fin du terme ordinaire ; 4°. la gêne dans la reſpiration qui augmente chaque jour; 5°. enfin la continuation de la fievre qui prend le caractere de fievre lente.

L E S cauſes particulieres qui font dégénérer la fauſſe péripneumonie dans les Negres ſont la foibleſſe du ſujet, le mauvais traitement & l'appauvriſſe-ment des humeurs : nous avons déja obſervé que ces trois cauſes doivent néceſſairement déranger la nature dans ſes opérations, conſéquemment avoir diverſes ſuites fâcheuſes.

D E quelque maniere qu'on enviſage

(135)

la fuppuration des poumons , c'eft toujours une maladie grave , fous laquelle la
plupart des Negres fuccombent. L'ulcere
au poumon n'eft fufceptible d'aucune
guérifon ; les tubercules au contraire
lents à fe former & à entrer en fuppuration , offrent un efpoir d'autant mieux
fondé , qu'on a le tems de travailler à
les détruire ; ils font d'ailleurs eux-mêmes,
lorfqu'ils viennent à fuppurer , un point
circonfcrit de fuppuration , au moyen
duquel le tubercule s'épuife de la matiere dont il étoit formé , & laiffe le
malade tranquille jufqu'à ce qu'un nouvel amas de matiere le faffe rentrer en
fuppuration , ou en établiffe de nouveaux. Le malade eft ordinairement
fans fievre ; elle ne furvient jamais que
lorfque le pus commence à fe former
dans le tubercule , & elle difparoît lorfque le tubercule eft vuidé.

Quant à la vomique , elle augmente
fenfiblement chaque jour avec la fievre

la difficulté de respirer est telle qu'elle va quelquefois jusqu'à l'étouffement ; elle se termine par la crevasse qui devient très-dangereuse, & suffoque les malades qui n'ont pas la force d'expectorer, ou qui ne sont pas secourus dans ce moment pressant ; j'ai employé avec succès dans ce cas la thériaque, & le plus souvent l'éther vitriolique depuis un scrupule jusqu'à un gros. Au surplus la vomique, ainsi que le tubercule, dégénere quelquefois en ulcere.

On distingue ces trois sortes de suppuration au poumon, par les caracteres qui leur sont propres.

Dans la vomique, comme nous l'avons dit, la respiration est difficile, & le devient de plus en plus, à mesure que le sac s'emplit ; la fievre augmente ; elle a moins le caractere de fievre lente ; les frissons sont plus rares ; la toux est en quelque maniere grasse, en forme de quinte ; les malades font obligés d'être couchés prefque affis fur le dos, & fur le côté affecté.

LES tubercules fe reconnoiffent, lorfque, dans le cours de la maladie aiguë, il n'y a eu aucuns fignes de coction, lorfque la refpiration eft un peu gênée, qu'il furvient une petite toux feche, & que la fievre eft médiocre, & quelquefois peu fenfible.

QUANT à l'ulcere au poumon, quoiqu'il foit extrêmement rare immédiatement après la péripneumonie, il eft pourtant des cas où l'humeur épanchée eft fi corrofive, qu'elle produit prefqu'auffitôt un ulcere ; dans d'autres circonftances, il fe forme par la réunion de plufieurs petits abcès qui, lorfqu'ils s'ouvrent, dégénerent auffi en ulceres, fur-tout lorfque les ouvertures n'ont pas d'iffue vers les troncs principaux des bronches,

Les tubercules parvenus à leur maturité, produifent le même effet, quand
ils ne font pas fitués de maniere à laiffer
paffer librement le pus qu'ils contiennent : il en eft de même de la vomique,
dont je vais donner la curation, ainfi
que celle des tubercules, avant de paffer aux fignes propres de l'ulcere au
poumon.

La cure de la vomique dépend prefque toujours entiérement de la crevaffe de l'abcès & de la fortie du pus
par l'expectoration ; les malades courent
grand rifque d'être fuffoqués en ce moment, foit qu'ils n'aient pas la force de
donner à la poitrine une fecouffe propre
à la débarraffer de cette matiere étrangere, ou que l'abcès foit fitué profondément, & que le pus ait peu d'iffue :
dans l'un & l'autre cas, l'Art peut venir
à leur fecours ; 1°. en adminiftrant quelques cordiaux qui raniment l'action des
vaiffeaux ; 2°. en déterminant la crevaffe

par un vomitif ; 3°. en mettant les malades dans la situation la plus convenable pour vomir ; 4°. enfin en donnant
d'avance (sur-tout lorsque l'on a prévu
que l'abcès est situé profondément) des
béchiques relâchans qui facilitent l'ex-
tension des tuyaux bronchiques.

Le pus amassé dans un seul foyer
s'étant fait jour , le malade n'est pas
encore hors de danger. Souvent le sac
se remplit, souvent il se déchire en plusieurs points par lesquels la matiere
purulente s'étend de plus en plus dans
la substance du viscere : dans le premier cas , la vomique revient , &
dans le second , l'ulcere est à craindre.
Pour éviter ces inconvéniens, l'on emploie les balsamiques , les pilules de
Morton , le baume de Tolu , & principalement le lait.

Le lait peut être employé comme
aliment & comme médicament. L'un

& l'autre moyens en même tems m'ont
très-bien réuſſi. Comme remede, on
le donne une ou deux fois par jour,
mêlé avec des plantes déterſives ou
aromatiques.

LES tubercules ſont, comme il a été
dit, de petites tumeurs endurcies, formées par le dépôt de l'humeur morbifique ; ils ſe changent, plutôt ou plus
tard, en petits abcès, que le malade
crache le plus ſouvent avec facilité,
mais qui ſe régénerent de même, quelquefois auſſi ils dégénerent en ulceres.
Lorſqu'on s'eſt apperçu de la préſence
de ces tumeurs, l'Art offre plus de
moyens pour leur deſtruction, que dans
les autres eſpeces de ſuppuration aux
poumons, en ce que les balſamiques
& les inciſifs peuvent diviſer l'humeur
engorgée : c'eſt-là le cas d'employer
le kermès minéral enveloppé dans le
beurre de cacao ; l'ypécacuanha châ-
tié, donné à petites doſes, & enveloppé

de même, les pillules balfamiques de Morton , l'oximel fimple & fcillitique , &c.

MAIS il n'eſt pas toujours poſſible, à la ſuite des maladies aiguës, d'employer ces différens ſecours, parce que la nature eſt ſouvent épuifée, ſoit par la force de la maladie , ſoit par les remedes : il eſt donc eſſentiel de commencer par ranimer les malades, tant en les nourriſſant, qu'en leur donnant quelques médicamens toniques, qui mettent le corps en état de ſupporter l'action de ceux dont nous venons de parler.

L'ON parvient quelquefois par ces moyens à détruire les tubercules , mais le plus ſouvent ils ſe terminent par ſuppuration. Les ſignes de cette ſuppuration ne ſont point équivoques ; la toux augmente & devient très-fréquente ; la fievre eſt plus marquée, il y a des friſſons ; & tout cela ſe termine au bout de quelques jours par un crachement purulent.

LES tubercules fuppurent ou ne fuppurent point ; dans le premier cas, les moyens indiqués pour la vomique font utiles ; dans le fecond, il faut employer ceux que je viens de détailler. Mais lorfqu'au bout d'un certain tems, il ne paroît plus de crachats purulens, on a encore à craindre la formation de nouveaux tubercules, ou la fuppuration (e quelques autres déja exiftans. On reconnoît ce danger à la continuation des fymptomes qui ont d'abord annoncé la préfence des tubercules ; & c'eft-là le cas d'infifter fur les moyens propofés.

LES tubercules fuppurans ne s'épuifent pas toujours, alors ils dégénerent plus ou moins promptement en ulceres.

A tous les fignes que j'ai remarqué

être pathognomoniques de la vomique & des tubercules, se joignent quelquefois la sueur nocturne & le dévoiement colliquatif; symptomes qui ont souvent fait regarder ceux qui en étoient attaqués, comme affectés de la phtysie pulmonaire.

Ces deux accidens n'arrivent jamais dans l'une & l'autre de ces maladies, que par une disposition particuliere des humeurs qui tend à leur dissolution, & qui rend l'état des malades beaucoup plus grave, en les faisant ordinairement tomber dans la phtysie pulmonaire; mais il ne faut pas confondre l'ulcere au poumon avec la vomique & les tubercules, quoique la sueur nocturne & le dévoiement se trouvent joints à ces deux dernieres maladies : cette erreur seroit d'autant plus fâcheuse, qu'on a coutume d'abandonner les pulmoniques comme incurables.

L'ULCERE au poumon a ſes ſignes pathognomoniques , & ſe diſtingue facilement de la vomique & des tubercules. Voici quels en ſont les ſymptomes: le malade a une petite toux ſeche & continuelle , accompagnée d'une fievre lente qui , dans les vingt-quatre heures , a pluſieurs exacerbations , & que le friſſon accompagne toujours ; les quintes de toux ſont très-violentes , ſur-tout pendant le friſſon ; les malades crachent une matiere épaiſſe , jaunâtre , & tirant ſouvent ſur le verd , mêlée d'un pus ſanieux ; la poitrine eſt ſerrée , la reſpiration difficile ; il y a un ou pluſieurs points douloureux qui excitent un ſentiment de déchirement ou de brûlure ; les nuits ſont très-fâcheuſes ; les malades ont une ſueur conſidérable avec de l'inſomnie , la toux devient affreuſe & ſeche ; le matin, les accidens ſe calment un peu , le dévoiemenr ſurvient & dure toute la journée ; les matieres que l'on rend ſont ſéreuſes , d'une exceſſive puanteur,

&

& caufent le plus fouvent des coliques
& des épreintes très-vives ; la langue
eſt ordinairement rouge, feche ; l'altéra-
tion eſt grande ; il n'y a point d'appétit,
ou la faim eſt défordonnée ; l'étouffement & la toux deviennent infuppor-
tables après le manger ; & l'amaigriſſe-
ment qui furvient eſt ſi grand , qu'à
peine fe doute-t-on qu'il y ait encore
des mufcles ; les yeux fe cavent, le
nez s'amincit & devient pointu ; les
pommettes font faillie, & les joues fe
creufent ; les cheveux & les poils tombent ; la voix devient aiguë ; les ongles
fe recourbent, & le malade meurt.

DANS cette maladie, la fubftance
des poumons fe détruit infenfiblement,
par le pus fanieux qui s'échappe de
l'ulcere, & qui déchire toutes les parties
voifines, enforte que l'ouverture des
cadavres préfente quelquefois un, ou
les deux poumons prefqu'entiérement
détruits.

K

JE ne finirois point, si j'entrois dans le détail des causes de cette maladie : on sait qu'elle est héréditaire, qu'il y a des tempéramens & des conformations qui en sont susceptibles ; que plusieurs vices dans la masse des liqueurs la font naître, & qu'enfin elle est la suite des maladies inflammatoires qui affectent les poumons : c'est sous ce dernier point de vue que nous devons la considérer ici, moins pour indiquer les moyens de la guérir, que pour chercher à éloigner la destruction de la machine, & pour montrer qu'il est essentiel de la distinguer de la vomique & des tubercules ; afin d'éviter que par un traitement mal entendu, ou par un abandon total, ces deux dernieres ne dégénerent en ulceres au poumon.

COMME j'écris principalement pour la curation des maladies des Negres, & que malheureusement, lorsqu'ils sont attaqués d'une maladie incurable, on a rarement recours à la cure palliative qui peut conferver la vie pendant plu-fieurs années, je dirai fuccinctement ici, que l'ufage du lait, pour toute nourriture, des balfamiques & aroma-tiques unis aux incraffans, une fonti-cule établie, quelques calmans dirigés à propos, un air pur, un exercice doux, font les moyens de conferver plus long-tems ces fortes de malades. L'on a vu relativement à la vomique & aux tubercules, quels étoient les moyens les plus propres, foit pour les détruire, foit pour les empêcher de dégénérer en ulceres ; il ne me refte plus qu'une feule réflexion à faire fur cette maladie.

Les Auteurs ont coutume de la divifer en trois tems, comme le fcorbut ; le premier eft celui où les malades font affectés d'une toux feche, avec un peu de fievre & quelques friffons, fans cra-chats purulens, en s'amaigriffant fen-fiblement ; le fecond celui où la fuppuration commence à s'établir avec augmentation des fymptomes ; le troi-fieme enfin eft celui qui réunit ceux dont j'ai parlé dans la defcription précédente : cependant il eft fort commun que ces différens tems ne parcourent pas leurs périodes ; & j'ai vu des perfonnes qui n'avoient eu auparavant aucun figne de maladie de poitrine , périr dans l'efpace de fix femaines de l'ulcere au poumon.

QUELQUES-UNS ont prétendu qu'on pouvoit guérir cette maladie , lorfqu'elle n'étoit qu'au premier degré ; j'avoue de bonne foi que je n'en ai point d'exem-ple , & il eft plus que vraifemblable que l'on a pris alors la vomique , les tuber-cules ou l'abcès , fuite de la péripneu-monie , pour l'ulcere au poumon.

IL y a plus : je penfe que, hors les cas où l'ulcere au poumon eft la fuite de la vomique , des tubercules ou de l'abcès, il eft néceffairement produit par un vice particulier dans les humeurs , qu'on peut nommer pulmonique (24), dont la connoiffance n'échappe pas aux vrais Médecins, & leur fait préfumer que tôt ou tard les malades périront , quelques foins qu'on en prenne.

---

(24) Ce que j'entends ici par vice pulmonique, n'eft autre chofe qu'un vice de conformation , c'eft-à-dire , que ceux dont la poitrine eft ferrée & étroite, les épaules hautes , les pommettes faillantes . fur-tout les bras & les jambes refpectivement plus gros que les autres parties du corps , font de ftructure à devenir pulmoniques. Il n'y a peut-être point d'exemple de fujets ainfi conformés, qui ne le foient devenus , parce que pour être bien conftitué , il faut que la quantité de fang néceffaire à arrofer & nourrir toutes les parties foit proportionnée à leur groffeur. Nous avons obfervé ailleurs que ce fluide effentiel à la vie s'échauffe & fe divife dans les petits vaiffeaux des extrêmités , d'où il revient dans les poumons rapprocher fes globules , fe condenfer , fe rafraîchir , en un mot, redevenir propre à de nouvelles circulations. Lors donc que cette quantité de fang fe trouve difproportionnée à la capacité des poumons, elle engorge les arteres & les veines pulmonaires, delà la difficulté de la refpiration, l'oppreffion, l'hémophtyfie , & tous les accidens de la pulmonie , qui arrivent le plus ordinairement à l'âge de 30 à 34 ans.

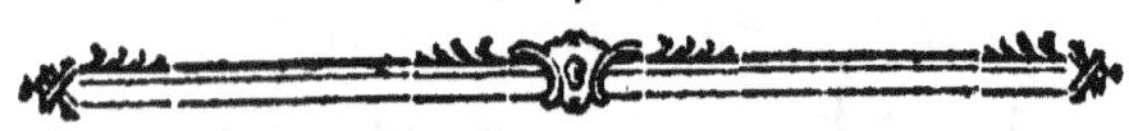

DES MALADIES
VÉNÉRIENNES.

LE mal vénérien eſt la ſuite, ou plutôt l'effet du concours de pluſieurs dépravations; il affecte différentes parties, & produit diverſes léſions, en raiſon de la violence de ſon degré d'activité, d'acrimonie, & de la nature des corps qui ſe ſont expoſés à ſon action.

IL ſe déclare par l'engorgement des glandes inguinales, par des excoriations, des ulceres, des crêtes, des condilomes; & le plus ſouvent par un flux d'humeurs du canal de l'uretre; il ſe manifeſte encore d'une infinité d'autres manieres, plus rares à la vérité chez les Negres que chez les Blancs.

LES maladies vénériennes ſont très-communes parmi les Negres; & elles

(151)

font d'autant plus de ravages , & font
d'autant plus difficiles à traiter , que
prefque toujours , elles font compliquées
avec d'autres maladies , principalement
avec le fcorbut : il n'en eft pas des
affections vénériennes dans les climats
tempérés , comme dans les pays chauds ,
foit relativement à leur plus ou moins
de malignité , foit par rapport à leurs
fymptomes & à leur traitement.

L'EXPÉRIENCE démontre que dans
les pays très-chauds , le virus vénérien
eft beaucoup plus actif , & que fes
accidens font auffi beaucoup plus graves ; c'eft fans doute ce qui a fait croire
que ces maladies devoient être traitées
par la falivation , parce qu'une certaine
quantité de mercure excite un grand
mouvement dans tout le fyftême vafculaire , qu'il rompt même la tiffure des
glandes , & principalement de celles de
la bouche.

CETTE même expérience, tant de fois invoquée, & tant de fois méconnue, auroit dû faire rejetter, dans tous les climats, cette maniere d'adminiſtrer le mercure, puiſque ſes effets ont été par-tout dangereux, mais principalement chez les Negres, qui ſe trouvent attaqués à la fois de ſcorbut & de virus vénérien.

LE mercure adminiſtré à trop forte doſe, peut porter violemment ſon action ſur toutes les parties de notre corps. S'il agit ſur les inteſtins qu'il y ſoit déterminé par le trop grand relâchement des voies digeſtives, ou par des purgatifs employés à deſſein de détourner ce minéral des parties ſupérieures, & de prévenir, par ce moyen, l'inflammation de la bouche, il cauſe malheureuſement trop ſouvent la diarrhée ou la dyſſenterie.

SI par une ſuite d'erreurs, le malade

(153)

est tenu dans un endroit chaud , la salivation est encore plus promptement
déterminée : entre plusieurs exemples
que je pourrois citer ici , je me conten-
terai de rapporter ce qui se pratiquoit
encore à l'Hôpital de l'Isle-de-France ,
avant mon arrivée dans cette Colonie ,
& même jusqu'à la prise de possession
de cet asyle des malades pour le compte
du Roi : on y étoit dans l'usage de faire
fermer toutes les croisées * & les portes
de la salle des vénériens , & d'entretenir
un grand feu dans le milieu de cette
salle ; de telle sorte que ce séjour étoit
à la fois un cachot & une fournaise.
Quelquefois les vénériens avoient à
peine pris trois ou quatre frictions , que
la salivation se déclaroit ; il n'étoit pas
même rare de voir cette excrétion déterminée sans aucune administration
de mercure , par la seule atmosphere
chargée de particules mercurielles :
quelquefois aussi les vénériens étoient

____

* Qui étoient même maçonnées.

expofés, par cette feule caufe, aux maladies les plus graves & les plus violentes.

A l'Hôpital de l'Ifle-de-France, mon
premier foin fut de faire fortir les vénériens de cet endroit affreux. Il faut
l'avouer, l'exténuation, la foibleffe, &
principalement la débilité de leur eftomac, permettoient à peine l'ufage des
bouillons & des œufs frais; cependant
avec des précautions, j'eus, malgré ces
obftacles, la fatisfaction de voir les
accidens vénériens fe diffiper, & les
malades fe rétablir parfaitement.

Le vrai Médecin n'a point de méthode particuliere pour le traitement
des maladies vénériennes; la variété
des tempéramens, des affections, des
tems, des lieux, en un mot, de la
pofition des malades, l'obligent d'adminiftrer le mercure fous différentes
formes, & à des dofes plus ou moins
fortes, & rapprochées fuivant la diver-

(155)

fité de ces circonftances, & même d'ufer
d'autres remedes , fuivant la complication de la maladie.

Je ne traiterai point chaque fymptome
vénérien en particulier , ces affections
cédant ordinairement à l'adminiftration
du mercure à petite dofe , foit intérieurement ou extérieurement , ou adminiftré de l'une & de l'autre maniere en
même tems. Je rapporterai feulement
dans quel cas & de quelle maniere j'ai
fait ufage de ces moyens : je parlerai
en particulier de la gonorrhée , fi commune chez les Negres , des accidens
inflammatoires qui l'accompagnent fouvent , & d'une maladie vénérienne qui
leur eft propre , connue fous le nom de
pian.

Je fais faigner ou purger le malade ,
fuivant fon tempérament, fes forces ,
& la nature des fymptomes vénériens : on eft même quelquefois obligé

d'employer l'un & l'autre de ces moyens, mais cela eſt très-rare chez les Negres, puiſque dans certaines circonſtances, la ſaignée & la purgation ſont inutiles.

On fait prendre quelques bains tiedes ; le nombre eſt déterminé ſuivant le tempérament du malade, la nature des ſymptomes de la maladie, & de ſes complications ; par exemple, on eſt diſpenſé de baigner les malades d'un tempérament empâté, lâche, pituiteux, dont la fibre eſt molle, & ſur-tout lorſqu'il y a en même tems des ſymptomes vénériens & de ſcorbut ; maladie dans laquelle les ſolides étant trop relâchés, les bains deviendroient abſolument contraires.

Le relâchement des fibres n'étant que trop commun chez les Negres, par leur maniere de vivre, & par la chaleur du climat, il y a peu de cas où les vénériens aient beſoin de plus de cinq à ſix bains avant de commencer le traitement , foit par les frictions ou par l'ufage de la folution du fublimé corrofif , ou par l'un & l'autre de ces moyens employés en même tems.

Les circonftances m'ont fouvent obligé d'éloigner les frictions les unes des autres , ou de les donner à une très-petite dofe , pour empêcher la faliva-tion & éviter les purgatifs : précautions que j'ai également prifes pour l'admi-niftration du fublimé corrofif ; par ce moyen , je fuis parvenu à adminiftrer fans accidens la quantité de mercure néceffaire pour la cure de la maladie.

Dans le traitement par les frictions , pour les tempéramens ordinaires , je commence par adminiftrer un gros de pommade mercurielle , à parties égales ; je continue les frictions de deux jours l'un & à la même dofe , jufqu'à ce qu'il y ait une once de pommade employée , à moins qu'il ne furvienne des accidens qui m'obligent de fufpendre l'adminif-tration de ce remede. Parmi ces acci-dens, la chaléur de la bouche & du gofier, le gonflement des glandes fali-vaires , des gencives , & même le ptyalifme le plus léger , font ceux qui fixent fur-tout mon attention ; dès que la chaleur de ces parties commence à fe manifefter , on fufpend les frictions qui doivent être recommencées quel-ques jours après que les accidens ont ceffé.

S'il ne furvient aucun accident, & que les fymptomes vénériens difparoif-fent, la dofe de chaque friction refte fixée à un gros : on les continue de deux jours l'un , jufqu'à la fin du traitement, qui doit finir environ quinze jours après la difparition des affections vénériennes; dans ce cas, le traitement s'acheve fans autres purgations que celles qui ont été néceffaires lors de la préparation.

(159)

Au contraire , lorfque les fymptomes vénériens réfiftent aux friétions , je fuis dans l'ufage de faire prendre, le jour d'intervalle , entre chaque friétion , une cuillerée à café d'une folution de douze grains de fublimé corrofif, dans une pinte d'eau diftillée : on prend cette petite quantité de folution mercurielle, mêlée avec du lait , du bouillon , ou dans une légere infufion de fleurs peétorales, telles que celles de bouillon blanc , de gui-mauve , de violettes ; on peut même fubftituer à ces fleurs , les fommités de ces mêmes plantes, ainfi que toute autre infufion adouciffante ; on a foin de choifir celle qui convient le mieux à l'eftomac du malade.

JE fuis très - rarement dans l'ufage d'augmenter les dofes ci-deffus , même lorfque les fymptomes vénériens réfif-tent ; cependant fi le malade a paffé plufieurs fois par les remedes , s'il eft d'une conftitution robufte , & qu'il paroiſſe, pour ainſi dire, inſenſible à l'action de ce minéral ; au lieu d'une cuillerée à café de ſolution mercurielle de deux jours l'un, je lui en fais prendre une chaque matin, en continuant toujours les frictions à un jour d'intervalle & à la doſe d'un gros. Par cette augmentation, les ſymptomes vénériens qui ont réſiſté, diſparoiſſent ordinairement ; cependant s'il arrivoit qu'ils ne cédaſſent point à cette augmentation de ſolution mercurielle, on évacueroit de tems en tems le malade avec un purgatif moyen, compoſé de manne, de folicule de ſéné & de ſel de Glaubert, à doſe proportionnée à ſon tempérament. Pour ceux d'une conſtitution ordinaire, il ſuffit de deux gros de ſel de Glaubert, deux gros de folicule de ſéné, & deux onces de manne.

J'ai même été obligé quelquefois dans des véroles exceſſivement opiniâtres, indépendamment des remedes ci-deſſus, ci-deſſus , de faire prendre chaque jour un bol de quatre grains de mercure doux ſublimé ſix fois , incorporé dans une conſerve quelconque , & par ces dif-férens moyens , je ſuis parvenu à guérir des maladies vénériennes qui avoient réſiſté à pluſieurs autres méthodes.

J'ai encore rencontré des vénériens qui ne vouloient faire uſage d'aucun autre remede que des bols , & qui ont été guéris avec le mercure doux , con-tinué à la doſe ci-deſſus pendant un mois & demi ou deux mois. Dans tous ces cas , ſi le ptyaliſme ou autres acci-dens ſe manifeſtent , il faut abſolument ſuſpendre l'uſage de toute eſpece de préparation mercurielle , juſqu'à ce qu'ils aient ceſſé.

J'ai quelquefois eu à traiter des ma-lades couverts de puſtules vénériennes ulcérées , qui avoient en même tems la diarrhée ou la dyſſenterie , ſurvenues

L

à la fuite de l'ufage du mercure incon-
fidérément adminiftré ; à l'aide d'une
décoction blanche (25) , & d'une très-
petite quantité de folution de fublimé
corrofif, je fuis parvenu à faire difpa-
roître les fymptomes vénériens , & fur-
tout la diarrhée & la dyffenterie. J'ai
fait nourrir les malades , principalement
dans les premiers jours , avec des crê-
mes de riz à l'eau & au fucre ; je pref-
cris même les fortes décoctions de riz
connues en Afie fous le nom de *cange* ;
dans ce cas , je ne mets que quatre
grains de fublimé fur une pinte d'eau
diftillée , & le malade en prend une
cuillerée à café le matin pendant quelques jours , après lefquels je lui en fais
auffi prendre une le foir , je continue
ainfi jufqu'à ce que je puiffe adminiftrer
le mercure de la même maniere que je
viens de prefcrire.

---

(25) Faite avec une livre de mie de pain & quatre onces de fucre fur trois chopines d'eau, j'y ajou-
tois quelquefois deux gros de corne decerf.

JE fais très-soigneusement panser les pustules alternativement avec de petites emplâtres de pommade mercurielle & de cérat de Saturne , ayant la plus grande attention à ce que ces petits ulceres soient tenus dans la plus grande propreté.

AUSSI-TOT que les voies digestives sont un peu rétablies , je prescris aux malades le lait de vache comme aliment , lorsqu'ils peuvent s'en procurer ; ils s'en trouvent très-bien ; je permets moins dans ce cas que dans tout autre l'usage de la viande ; ils doivent se nourrir de riz , de gruau , d'œufs , de poisson ; & , à moins qu'ils ne soient au lait pour toute nourriture , ils prennent un demi-quart , ou même , suivant leur état , un quart de pinte de vin à midi , & autant le soir.

LORSQU'IL y a un grand nombre de malades rassemblés , comme il arrive dans les grands Hôpitaux , je préfere l'ufage du vin à celui du lait , parce qu'il faut prévenir la tendance des humeurs à la putréfaction , qui font toujours trop difpofées à s'alkalifer dans des climats auffi brûlans , & dans des lieux où l'air perd toujours une partie de fes propriétés quelque précaution que l'on prenne.

DANS les cas ordinaires , je fais également obferver un régime antiputride, afin d'être , le moins poffible , obligé de purger les malades ; c'eft pourquoi je préfere l'ufage des alimens pris dans la claffe des fubftances végétales fraîches , du riz ou autres mentionnés ci-deffus, lorfque l'on peut s'en procurer.

JE ne tiens point les malades à la diete , à moins qu'il ne leur furvienne des accidens ; par ce moyen, ils peuvent fans aucun danger reprendre leurs travaux ordinaires dès le lendemain de leur traitement ; par ce moyen auffi les Negres Domeftiques & autres Employés à la cafe du Maître , peuvent même, avec quelques précautions, continuer de fervir pendant l'ufage du mercure ; il n'y a que les Negres retenus dans les Hôpitaux , par la violence des fymptomes vénériens ou par d'autres motifs , qui doivent être entiérement difpenfés de leurs travaux.

L'ON a quelquefois à traiter dans les pays chauds des chancres malins, qui rongent promptement le gland , & même une partie de l'uretre & des corps caverneux chez les hommes , & chez les femmes une portion des grandes ou petites levres , de l'uretre & même du clitoris. Dans ce cas , les malades font le plus fouvent pris d'une fievre très - violente. Comment faire ceffer ces accidens , & fur-tout conferver les parties ? Cela eft très-difficile : la violence de la fievre , la foif , la

féchereffe & l'aridité de la peau empêchent abfolument l'adminiftration de
toute efpece de mercure; au moins n'ai-
je pas ofé le tenter, j'ai au contraire
cherché à relâcher & à détendre, par
les faignées répétées, les boiffons acidulées, les lavemens émolliens & autres
moyens antiphlogiftiques. Avec ces
fecours, les accidens fe diffipent peu-
à-peu, & il fe fait, pour ainfi dire,
un dépôt de l'humeur virulente, répan-
due dans la maffe générale, fur les
parties par lefquelles le virus s'eft introduit, & qui l'ont reçu immédiatement.

J'APPLIQUE pendant ce tems, fur les
parties, des compreffes imbibées d'eau
végeto-minérale (26), & quelquefois
auffi, fuivant la violence des douleurs
& le degré d'inflammation, des cataplafmes de mie de pain & de lait; après
cet orage, la fuppuration fépare les

____

(26) *Nota.* Une demi-once d'extrait de Saturne fur
une pinte d'eau fans eau-de-vie.

parties dont l'organifation a été détruite par l'exceffive âcreté du virus , la fievre & les autres accidens fe diffipent entiérement : je commence alors l'adminiftration du mercure , & par préférence la folution du fublimé corrofif de la maniere qui a déja été prefcrite. Il fe fait une bonne cicatrice , & le malade guérit.

PAR des traitemens peu méthodiques , ou par la négligence des Negres à déclarer leur mal , & fur-tout par l'excès de leur libertinage , il arrive que l'humeur virulente produit des exoftofes , des caries (27.) même aux os les plus compactes , triftes effets d'un virus

_____

(27) *Nota.* J'ai auffi eu occafion de traiter cette maladie chez les Blancs , & d'obferver fur les uns & fur les autres que les effets du fublimé font fi furprenans , que ce remede agit quelquefois plus d'un an après en avoir ceffé l'ufage , principalement lorfqu'on en a pris cinq à fix demi-bouteilles de pinte , à la dofe de fix grains chacune , & fur-tout lorfque les malades ont pu foutenir le lait pour toute nourriture.

dégénéré & irrité , fur lequel le mercure n'a, pour ainfi dire, plus d'action!

Je n'ai point vu ces deux dernieres
maladies céder aux frictions ; il faut fe
fervir de la folution mercurielle à petite
dofe , & aider quelquefois fon effet,
par des fumigations faites avec quelques pincées de cinabre ; en obfervant
cependant que ce dernier moyen n'eft
praticable que pour les caries des extrêmités : il feroit dangereux de l'employer
pour celles de la tête & du vifage.

Dans tous ces cas , l'on doit mettre
le malade au lait , au riz pour toute
nourriture , & continuer pendant quatre,
cinq , même fix mois, le fublimé à petite
dofe ; il agit quelquefois long-tems après
l'avoir difcontinué , & acheve alors de
détruire entiérement les fymptomes
vénériens, qui avoient réfifté pendant
fon ufage , & qui font d'autant plus difficiles à détruire qu'ils font plus anciens.

Il n'y a abfolument rien à craindre du fublimé ; dans ce cas , plus que dans tout autre , on doit recommander l'adminiſtration de ce remede à la plus petite doſe , parce que les douleurs aiguës & profondes que reſſentent les malades , exigent cette précaution.

S I , par un tâtonage mal entendu dans les caries des os de la voûte du palais , l'on ne ſe décide pas tout de fuite à l'adminiſtration du fublimé & au lait pour toute nourriture , les ulceres s'étendent & rongent quelquefois entiérement la luette & les amigdales ; infenfiblement le larynx & le pharynx ſe détruifent , de forte que la voix qui s'eſt altérée par degrés ſe perd entiérement ; la fanie répand une odeur infecte, la déglutition difficile & douloureufe permet à peine l'ufage des alimens liquides , & entraîne toujours une petite portion de cette humeur mordicante dans l'eſtomac ; la fievre lente furvient ,

les humeurs s'alterent , & le malade
périt dans des tourmens affreux.

Quoiqu'avec les précautions que
j'ai indiquées, il soit rare que l'adminiftration de ce remede caufe des accidens, il fe rencontre cependant quelquefois des tempéramens , fur lefquels
il agit fi promptement, qu'après avoir
pris trois ou quatre gros de mercure
en friction, la bouche s'enflamme , plufieurs glandes fe gonflent , & la fievre
s'allume au point d'être obligé d'employer la faignée , même de la répéter
plufieurs fois, felon le degré de violence
des accidens , & de profiter du relâchement que ces évacuations produifent
pour paffer quelques onces de manne ,
afin de détourner l'action de ce minéral;
on ajoute même à ces moyens l'ufage
de quelques bains tempérés.

Ces accidens , je le répete, font très-
rares , & à moins d'avoir un grand nom-

bre de vénériens à traiter, on a rarement
occasion de les observer ; c'est pour
éviter ces désordres que je fais renouveller & rafraîchir l'air des appartemens
des malades , afin de resserrer leurs
pores , & que je leur prescris d'hu-
mecter très-souvent leur bouche , pour
tempérer la chaleur que ce minéral y
excite.

Lorsque l'on a à traiter la vérole
compliquée avec le scorbut, on examine
avec la plus grande attention quels sont
les symptomes les plus pressans ; on travaille à les détruire ; il n'est pas toujours
aisé d'en faire la différence : par exemple,les douleurs causées par l'un & l'autre
vices , redoublent pendant la nuit ; mais
dans la vérole , elles sont ostéocopes ;
& dans le scorbut elles ne sont jamais si
profondes : dans le premier cas , les
ulceres attaquent d'abord les amigdales ;
dans le second, ce sont les gencives
qui sont les premieres malades : elles se

gonflent, deviennent mollaſſes, ſe dé-
tachent facilement des dents, & répandent du ſang au premier effort.

CET accident eſt le plus ſouvent
accompagné de gonflement aux mal-
léoles, & de bouffiſſure au viſage : dans
les cas équivoques on adminiſtre les
remedes propres à l'une & à l'autre maladies : on fait un traitement mixte ; le
malade prend des bouillons antiſcorbutiques le matin ; & de deux jours l'un,
une friction le ſoir ; dans les premiers
tems à la doſe d'un demi-gros, que l'on
augmente après que les ſymptomes du
ſcorbut ont diminué : on peut même ſe
ſervir de la ſolution de douze grains de
ſublimé dans une pinte d'eau ; mais à
une très-petite doſe, par exemple, une
demi-cuillerée à café par jour.

JE ne permets jamais dans l'adminiſtration du mercure par les frictions, que
les malades ſoient diſpenſés de ſe fric-

tionner eux-mêmes ; les accidens qu'é-
prouvent ceux qui les friḉtionnent ,
principalement lorfqu'ils ont les pores
plus ouverts que les malades ; & l'embarras où l'on eft alors de déterminer la
quantité de mercure que le malade reçoit , prouvent les avantages de cette
méthode.

Il n'eft que trop ordinaire , particuliérement parmi les Negres , d'avoir à
traiter des vénériens affez déraifonna-
bles , & affez ennemis d'eux-mêmes ,
pour s'expofer à prendre de nouveau
virus , pendant l'ufage des friḉtions ou
de la folution mercurielle : il s'en eft
même trouvé qui , croyant avancer leur
guérifon , augmentoient , à mon infçu ,
les dofes du mercure ; cette conduite ,
bientôt fuivie du ptyalifme & autres
accidens de la bouche , ne les empê-
choient pas d'avoir la fureur de courir
encore des dangers.

J'ai principalement eu occafion de faire ces obfervations à l'Hôpital du Roi, à l'Ifle-de-France, où j'avois un grand nombre de vénériens à traiter à la fois, tant Blancs que Negres, & Negreffes; ils étoient logés dans trois falles, bien féparées les unes des autres; on veilloit foigneufement à ce qu'ils n'euffent aucune communication : malgré toutes ces précautions, ils joignoient quelquefois les Negreffes ; les Blancs fur-tout m'obligerent, pour prévenir de pareils abus, de faire mettre, pendant la nuit, une fentinelle à la porte de leur falle ; mais tout cela n'empêchoit pas que parmi les foldats & matelots, il ne s'en trouvât d'affez téméraires pour courir après des Negreffes infectées de vérole, en trompant la fentinelle fous divers prétextes.

D'après une telle conduite, de nouveaux fymptomes vénériens, comme la gonorrhée & les chancres, fe joignent aux premiers ; ce cas eſt aſſez rare à la vérité , mais il eſt difficile à traiter ; j'ai été, je l'avoue, fort embar-raſſé lorſque j'ai eu à conduire des malades dans cet état, particuliérement ceux à qui il ſurvenoit des chancres malins , & chez leſquels le mercure adminiſtré pour détruire l'ancien virus, avoit déja porté à la bouche , ſoit qu'ils euſſent caché la premiere chaleur que ce minéral y avoit excitée , ou qu'ils fuſſent extrêmement ſenſibles à ſon action.

Dans ces circonſtances, j'emploie les bains, les lavemens, les boiſſons acidulées , enfin le même traitement que pour les chancres malins ; avec cette lifférence que lorſqu'il ne ſur-vient point de fievre, au lieu d'acides, je preſcris le lait, quelques doux laxatifs répétés, & , comme dans le premier cas, la ſolution mercurielle à très-petite doſe ; par ce moyen j'ai eu des ſuccès que je n'aurois pu me promettre de toute autre méthode.

D'APRÈS ces détails, on aura sans doute peine à croire que j'aie trouvé des hommes affez peu inftruits pour vouloir m'obliger à fixer le tems néceffaire au traitement des vénériens. On voit par ce qui a été expliqué précédemment, que cela eft de toute impoffibilité ; qu'il doit fe rencontrer des malades à qui un mois fera fuffifant, tandis qu'il y en a d'autres chez lefquels le vice eft fi ancien ou fi compliqué, qu'ils ne fauroient être guéris en trois mois.

ENHARDI par ma modération & ma patience, on pouffa l'aveuglement juf-qu'à déterminer à quarante jours le tems de la guérifon de chaque malade, contre toutes les ordonnances des Hôpitaux du Roi, contre la raifon & le fens com-mun ; on fupprima totalement, fans me confulter, malgré mes repréfentations,
le

le peu de vin que je conseillois aux Negres & Négresses malades confiés à mes
soins : on fixa encore abusivement la
portion de vin que je prescrivois aux
soldats & matelots vénériens qui se
trouvoient en état de prendre leur ration
en entier, à la moitié de celle des autres
malades.

L'ORDRE du service interverti, mon
devoir, mes obligations, mais sur-tout
l'humanité souffrante, à laquelle j'ai
consacré mes jours, mon profond respect pour ce qui l'intéresse ; tout enfin
m'imposoit la nécessité de faire de nouvelles représentations : je le fis avec
sagesse, mais avec courage ; elles ne
firent qu'irriter mes contradicteurs, que
mes succès acharnoient de plus en plus
contre moi, au point de nommer une
Commission, composée de gens de
l'Art, pour examiner ma méthode dans
le traitement des maladies vénériennes,
& sur-tout pour décider si le vin, le lait

M

& la limonnade pouvoient convenir à
ceux qui étoient attaqués de ce genre de
maladie. Un malade vénérien qui prend
un quart de pinte de lait le matin,
comme médicament, doit-il être exposé
à ne pas digérer son dîner & son souper,
en le privant de toutes liqueurs fermen-
tées, prescrites comme alimens dans
des climats où la fibre est si relâchée,
où il faut en même tems s'opposer aux
effets d'un air aussi insalubre que celui
d'un Hôpital, rempli d'un grand nombre de malades, principalement lorfqu'ils font habitués à l'usage du vin ou
autres boissons spiritueuses ?

Les Commissaires, gens de l'Art,
assemblés, instruits que par ce moyen
on évite la longueur des convalescen-
ces, conséquemment que l'économie y
gagne, en même tems que le service du
Roi est mieux assuré, jugerent en faveur
de mon opinion ; cependant mes ennemis, ou plutôt ceux de l'humanité, ne

changerent rien à leur premiere déci-
fion; les Negres furent dans tous les
cas privés de vin, & les Blancs vénériens fixés à la moitié de la ration des
autres malades.

Je ne crois pas devoir entrer dans
les détails des contrariétés que j'ai
éprouvées dans ma pratique, parce que
je n'ai actuellement pour objet que
d'inftruire, fur cette partie de la Médecine, ceux qui font chargés du traitement des Negres, en les aidant à fixer
l'efpece, les qualités & les quantités
d'alimens néceffaires à leurs malades.

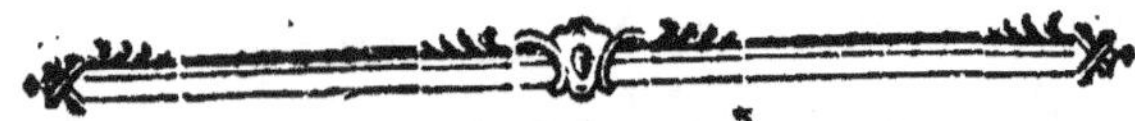

DE LA GONORRHÉE

VIRULENTE

ou

CHAUDE-PISSE.

LA gonorrhée, la plus fréquente de toutes les affections vénériennes, eſt cet état dans lequel on ſe trouve lorſque ſix ou ſept jours après un commerce impur, on reſſent au bout de la verge une certaine démangeaiſon ; qu'il ſuinte par le canal de l'uretre, une humeur gluante qui tache le linge ; que les urines en paſſant par ce canal excitent une légere cuiſſon qui augmente peu à peu, au point d'irriter vivement ſes parois, & de rendre le plus ſouvent l'érection très-douloureuſe.

LE mal faiſant des progrès chez les hommes, l'extrémité du gland devient rouge ; chez les femmes, les grandes levres s'enflamment, l'humeur prend une couleur verte ou jaunâtre ; alors les taches du linge ne s'en vont point à la leſſive ; les douleurs en urinant deviennent de plus en plus aiguës, & elles ſont, pour ainſi dire, exceſſives dans les éreſtions, ſur-tout pendant la nuit, au point que pour les faire ceſſer, les malades ſont quelquefois obligés de ſe lever & de ſe laver avec de l'eau fraîche. Il arrive encore qu'une portion du virus ſe porte ſur les glandes des aînes, & que leur engorgement empêche les malades de marcher.

Les accidens de la gonorrhée ſont plus ou moins grands, ſuivant le degré d'aſtivité du virus communiqué, & la nature du ſujet qui s'eſt expoſé à ſon aſtion. Delà de très-grandes différences dans les gonorrhées ; & delà ſans doute auſſi les diſtinſtions qui en ont été faites en gonorrhée bénigne ou maligne.

feche ou humide, compliquée, primitive ou fecondaire : on la diftingue encore, quoiqu'improprement, en chaude-piffe cordée, & en celle qui eft tombée dans les bourfes : on peut même la divifer en plufieurs autres efpeces.

La gonorrhée ne prend ces différentes dénominations, qu'en raifon du plus ou moins d'étendue & de violence de l'inflammation qui l'a produite. L'expérience démontre qu'elle a le plus fouvent fon fiege dans le tiffu cellulaire ; & c'eft fans doute la raifon de la facilité avec laquelle une portion du virus paffe des lieux affectés aux autres parties ; mais le plus fouvent fes effets fe bornent aux parties naturelles, & à celles qui en font dépendantes ou très-voifines.

Les différences que nous venons d'établir, relativement à la nature des tempéramens, fe prouvent par la grande

facilité avec laquelle certains sujets prennent la gonorrhée , tandis que d'autres
qui courent les mêmes dangers , & avec
la même femme , sont plutôt affectés
de chancres , de bubons ou autres accidens vénériens , qui quelquefois même
ne se manifestent que très-long-temps
après.

En général , lorsque les jeunes gens
d'un tempérament animé , chez lesquels
les pores sont peu serrés , ont commerce
avec des femmes , dont les dehors sont
trompeurs , & qui avec l'air d'une bonne
santé , ne laissent pas d'être infectées de
mal vénérien ; cette confiance les porte
à s'exciter , à rester long-tems dans
l'action ; ils pompent une plus grande
quantité de virus , & sont conséquemment exposés à des symptomes plus
graves.

C'est le plus communément dans ce
cas , que le canal de l'uretre s'enflamme,

qu'il fe tend , que même fon diametre diminue , & qu'on ne fauroit le toucher le plus légérement fans caufer des dou- leurs exceffives ; enfin la verge fe courbe en en-bas ; & la maladie eft alors appellée chaude-piffe cordée , parce que l'uretre tendue dans toutes ou prefque toutes fes parties , reffemble en quelque forte à une corde.

Si pendant l'érection , le malade eft affez imprudent pour vouloir redreffer l'uretre recourbée , il fe rompt quelques petits vaiffeaux dans ce canal , il rend du fang avec les urines , & les accidens augmentent.

Dans la gonorrhée ordinaire , l'in- flammation eft incomparablement moins vive , & ne s'étend ordinairement que depuis la foffe naviculaire jufqu'en-deçà de la proftate ; au contraire , dans celle dont je viens de parler , l'inflammation fe propageant , gagne jufqu'au col de

la veffie ; la proftate fe tuméfie ; lorfqu'on veut rendre fon urine , on reffent
au périnée la plus vive douleur , qui
s'étend jufqu'à l'anus ; les éreftions font
même quelquefois continuelles & into-
lérables : j'ai vu des hommes courageux
d'ailleurs , pouffer les hauts cris dans
cette circonftance.

LORSQUE la gonorrhée a été traitée
dès fon commencement , il eft très-rare
que les chofes en viennent-là , & principalement chez les Negres qui travaillent à l'habitation. D'ailleurs , toute
inflammation produite par le virus vénérien , rentre dans la claffe des fauffes
inflammations. Cependant la gonorrhée
relativement à fes accidens , peut être
confidérée comme une inflammation
mixte , c'eft-à-dire, qui participe autant
de l'engorgement que de l'érétifme , du
fpafme & de la contraftion des folides ;
l'on doit diriger le traitement en conféquence , & proportionner le nombre

des faignées à la violence des accidens dépendans de l'état de ces mêmes folides & du tempérament du malade.

AINSI, une, deux ou trois faignées fuffifent pour l'ordinaire ; on aide ce moyen par les boiffons adouciffantes, telles que les infufions de graine de lin, de fleurs de guimauve, de bouillon-blanc, de violettes ou autres de ce genre, & par des bains tempérés au degré de chaleur vingt-quatre, vingt-quatre & demi, thermometre de Réaumur.

ON fait auffi ufage de lavemens émolliens, que l'on rend enfuite un peu laxatifs : on emploie même quelquefois, avec beaucoup de fuccès le petit-lait nitré (28), mais feulement comme

____

(28) A cet effet, on met dix-huit ou vingt-quatre grains de nitre bien purifié fur une pinte de petit-lait, & on fe conduit de maniere que le malade n'en prenne pas au-delà de trente-fix à quarante-huit grains ; un gros tout-au-plus dans les vingt-quatre heures ; à

tempérant. Il eſt inutile d'obſerver que les tiſanes apéritives, ainſi que celles des bois ſudorifiques, dont quelques praticiens font uſage, ſont abſolument contraires dans cette maladie, puiſqu'elles augmentent l'inflammation.

Le régime ne contribue pas peu à diminuer l'âcreté des urines; à cet effet on conſeille à dîner & à ſouper, les riz, le gruau, &c. le matin le lait; & à des intervalles un peu éloignés du déjeûner, tous les fruits qui fourniſſent des ſucs adouciſſans.

Le célebre M. Antoine Petit (29), dans ſes ſavantes leçons ſur la Médecine pratique, nous a conſeillé dans ce cas,

---

plus forte doſe, il fait un effet abſolument contraire à celui que l'on ſe propoſe.

(29) Je préviens le Lecteur, qu'ayant étudié les différentes parties de la Médecine ſous cet illuſtre Profeſſeur, je l'ai pratiquée dans les colonies d'après ſes principes, & j'oſe dire avec quelques ſuccès.

des injeƈtions avec des huiles douces
récentes, telles que celles d'amandes,
de lys, de lin ou autres femblables.
Dans ces climats éloignés & brûlans,
où il eft difficile de s'en procurer qui ne
foient point altérées par la décompofi-
tion, je me fuis permis de leur fubftituer
les infufions de guimauve ou de graine
de lin, & le plus fouvent d'eau végéto-
minérale ; je commence d'abord par
mettre fur chaque pinte d'eau, pour
fervir d'injeƈtion, un gros d'extrait de
faturne, que j'augmente par degrés jufqu'à trois gros, & même une demi-once
fans addition d'eau-de-vie.

DE cette maniere on ne court point
rifque de répercuter l'humeur, comme
le craignent le plus grand nombre des
gens de l'Art.

DÈs que les douleurs font diminuées,
dans la perfuafion où je fuis que la gonorrhée eft un fymptome de vérole,

j'adminiſtre le ſublimé , à la doſe d'une cuillerée à café dans les vingt-quatre heures , de la ſolution de douze grains dans une pinte d'eau : dans le cours du traitement , je me permets quelquefois , ſuivant les circonſtances , d'en augmenter la doſe ; mais cela eſt très-rare , attendu que la guériſon des malades , & principalement celle des Negres , n'eſt jamais mieux aſſurée que lorſque ce remede ne porte point à la bouche.

Lorsque j'ai commencé de pratiquer la Médecine , j'ai eu beaucoup de peine , je l'avoue , à me déterminer à employer le mercure dans le traitement des gonorrhées ; mais les exemples des véroles les plus opiniâtres & les plus difficiles que j'ai eu à traiter , étant ſurvenues à la ſuite des gonorrhées , dans le traitement deſquelles ce remede n'avoit point été adminiſtré , j'ai cru devoir m'en ſervir , ſans toutefois négliger le traitement inflammatoire , & j'en ai obtenu les plus grands succès.

Les injećtions employées de la maniere que je l'ai indiqué, loin de produire de mauvais effets, adouciffent & temperent l'âcreté de l'humeur virulente, détergent & modifient les ulceres du canal de l'uretre, préviennent par-là leur agrandiffement, & les fuites fâcheufes qui en réfultent. Ces fuites font les brides des grandes cicatrices qui rétreciffent le canal, & que la moindre irritation ne fait que trop fouvent gonfler ; les concrétions fquirreufes des glandes de l'intérieur de l'uretre, & même quelquefois de la glande proftate ; les grandes difficultés d'uriner, au point de ne pouvoir vuider la veffie que par la fonde ; enfin les dépôts urineux, & les fiftules au périnée, qui peuvent conduire les malades au tombeau : nous n'en avons que trop d'exemples, principalement dans quelques Hôpitaux où l'on eſt malheureuſement trop attaché à l'ancienneté des méthodes, ou plutôt à la routine.

PARMI le grand nombre de Negres que j'ai traités de la gonorrhée dans les Colonies, il m'eſt arrivé de rencontrer un Propriétaire aſſez déraiſonnable pour agir de la maniere ſuivante : j'avois preſcrit à un de ſes eſclaves des injections faites avec un gros d'extrait de ſaturne ſur une pinte d'eau ; au lieu d'un gros de cet extrait, on en mit une once ; l'écoulement de la gonorrhée fut arrêté ſubitement ; la choſe ſe paſſoit à une habitation éloignée de la ville, où j'étois obligé de reſter continuellement, parce qu'alors l'Hôpital dont j'étois chargé étoit rempli de malades. Cet habitant m'écrivit le fait & s'excuſa, en rejettant la faute ſur ceux qui avoient ſoin de ſes Negres ; il m'a avoué depuis que la violence des douleurs dans les érections, avoit ſeule déterminé à mettre une ſi grande quantité d'extrait de faturne ; d'un autre côté on avoit cru que dans cette circonftance, la premiere dofe n'étoit pas fuffifante dans une fi grande quantité d'eau.

JE prefcrivis au malade trois bols par jour, chacun de quatre grains de camphre, & huit grains de nitre ; l'on augmenta auffi de la moitié la dofe de la folution mercurielle. Il eft effentiel d'obferver que les douleurs avoient entiérement ceffé avec l'écoulement ; les bols & la folution furent continués, & le quatrieme jour l'écoulement reparut, mais fans aucune douleur, foit dans les éreftions, foit en urinant : le malade prit encore le matin, pendant quatre autres jours, un bol de quatre grains de camphre, & huit grains de nitre : on le remit enfuite à l'ufage de la premiere dofe de folution mercurielle, & il fut entiérement guéri un mois & demi après.

JE

Je ne me permettrai aucune réflexion sur cette obfervation ; je ferai feulement remarquer qu'il eft à préfumer que fi l'on eût fuivi mes confeils, cette fuppreffion fubite de l'écoulement ne feroit point arrivée.

Souvent on ne peut réuffir à calmer la violence des douleurs que caufent les chancres du prépuce & du gland, qu'avec l'eau végéto-minérale , dans laquelle on imbibe des plumaceaux & des compreffes , fuivant les circonftances. On emploie même quelquefois cette liqueur en cataplafme avec la mie de pain : l'obfervation nous apprend auffi qu'avec des précautions cette lotion ne diminue point l'écoulement, qu'elle empêche l'agrandiffement des chancres & leur élévation, en même tems qu'elle diffipe les douleurs.

Dans la gonorrhée , il fe forme *quelquefois* des ulceres dans le canal de l'uretre ; celle qui a fon fiege dans la foffe naviculaire, n'eft même que l'écoulement d'un ulcere chancreux ; d'après cela, comment concevoir qu'un remede puiffe être utile dans l'une de ces maladies, & contraire dans l'autre ? Encore une fois, les chancres ne font-ils pas eux-mêmes des ulceres ?

CE font ces réflexions qui m'ont déterminé à employer les injections d'eau végéto-minérale affoiblie ; d'ailleurs, en fuppofant qu'elles s'oppofaffent à l'iffue d'une portion de l'humeur de la gonorrhée, foit qu'elle fût errante dans la maffe générale des liqueurs, ou, fi l'on veut, fixée fur quelques parties, la folution du fublimé ou autres préparations mercurielles employées dans le même tems fans négliger le traitement inflammatoire, empêcheroient très-certainement ces effets.

L'ON emploie avec fuccès ces mêmes

préparations mercurielles, fur-tout la folution du fublimé, pour détruire le virus qui refte après l'écoulement de la gonorrhée. Avec de l'intelligence, dans des mains expérimentées, elles réuffif-fent auffi dans les caries vénériennes qui ne font que des ulceres des os, furvenues le plus fouvent à la fuite des gonorrhées mal traitées, & principale-ment lorfqu'on n'a point employé de mercure.

JE me fuis encore mieux trouvé des injections d'eau végéto-minérale affoiblie, dans la gonorrhée chez les femmes que chez les hommes ; fans doute, parce qu'il eft plus aifé de les appliquer fur les parties malades, de les tenir humectées, & que cette ma-ladie a fon fiege dans le tiffu cellulaire & les glandes du vagin, parties qui ne font couvertes que par une membrane très-mince.

L'ENGORGEMENT inflammatoire que produit la gonorrhée, occupe encore quelquefois les grandes levres, l'uretre & autres parties fur lefquelles il eft très-aifé d'appliquer le remede ; il arrive même que ces parties font fi gonflées, qu'elles prominent en-dehors.

Au furplus, je n'ai jamais vu l'écoulement de la gonorrhée arrêtée chez les femmes, par les injections d'eau végéto-minérale, même lorfque l'on a augmenté la dofe prefcrite d'extrait de Saturne, peut-être parce que les parties affectées font plus relâchées que chez les hommes, qu'elles ont plus d'étendue, que les lacunes du vagin étant très-multipliées, préfentent une grande quantité de furfaces, & que l'écoulement eft beaucoup plus abondant.

LE traitement de la gonorrhée chez les femmes doit être le même que pour les hommes, avec l'attention cependant de fufpendre l'ufage de la folution du fublimé , ou de toute autre prépara-tion mercurielle pendant le tems des regles.

J'OBSERVE encore que principale-ment dans les climats chauds , où la fibre eft très-relâchée , l'on doit avoir la plus grande attention pendant l'in-flammation de la gonorrhée dans les deux fexes , de ne pas trop relâcher l'eftomac des malades par un trop grand ufage des boiffons adouciffantes , qui fufpendent très-fouvent les digeftions en jettant l'eftomac & même les inte-ftins dans l'atonie ; les faignées trop multipliées produifent le même effet.

L'ON ne fauroit trop fe pénétrer de cette obfervation , elle eft de la plus grande importance , fur-tout pour les Gens de l'Art nouvellement arrivés dans les colonies. Le moyen de guérifon le mieux indiqué , le plus applicable à l'état d'un malade , employé à trop petite dofe , manque fon objet , tandis que trop long-tems continué ou adminiftré en trop grande quantité , il met le malade dans l'état oppofé où il étoit avant l'ufage du remede : combien de victimes dépofent de cette trifte vérité !

D'APRÈS ces confidérations importantes , je me fuis permis de répéter dans cet Ouvrage , que le Médecin doit examiner le plus fcrupuleufement quel eft le tempérament du malade , le climat qu'il habite , fa maniere de vivre , en un mot , fa pofition qui differe toujours de celle d'un autre.

EN conduifant le malade de la maniere que nous venons de propofer dès les premiers jours de la gonorrhée , les érections deviennent plus rares , elles ceffent même d'être douloureufes ; l'écoulement diminue ; les infomnies font moins fréquentes ; il urine plus aifément ; enfin trois femaines ou un mois après le traitement commencé , plus ou moins , fuivant la nature de la maladie & du fujet , l'humeur de la gonorrhée devient blanche , claire , peu confiftante , mais filant un tant foit peu : elle eft alors fur fon déclin.

DEPUIS que j'ai adopté cette maniere de traiter la gonorrhée dans les colonies , je n'ai point été dans le cas d'employer les aftringens. Dans le tems où je faifois ufage de ces remedes , je n'ai point vu l'écoulement arrêté avec les tifanes chargées des principes extractifs de l'ortie blanche , de la queue de cheval , la mille-feuille , l'herbe au charpentier , la biftorte ou autres plantes toniques , auxquelles on attribue mal-à-propos la propriété d'arrêter l'écoulement de la gonorrhée , car l'expérience démontre tous les jours le contraire.

IL en eft ainfi des pilules nommées

aftringentes, dans lefquelles entrent le fang de dragon, le bol d'Arménie, les yeux d'écreviffe & autres terreux abforbans, auxquels je n'ai point reconnu la propriété tant vantée d'arrêter ni même de diminuer l'écoulement de la gonorrhée ; je n'ai pas non plus éprouvé de meilleurs effets des balfamiques, tels que le baume de Copahu, la térébenthine, *&c.*

Sur la fin des gonorrhées, les malades fe font infiniment mieux trouvés des eaux martiales & des préparations ferrugineufes, fans doute parce que l'eftomac relâché par l'excès des boiffons dont on faifoit alors un trop grand ufage, avoit befoin d'être ranimé & rétabli par les martiaux.

Quant à l'extrait de Saturne, de quelque maniere qu'il foit préparé, je n'ai jamais pu concevoir comment on a pu fe déterminer à l'employer intérieurement ; malgré l'autorité de ceux qui s'en fervent , & fon efficacité comme topique , je craindrai toujours fes effets à l'intérieur.

MON amour pour la vérité ne me permet pas de diffimuler que malgré le grand nombre de boëtes de dragées de Keyfer que l'on a envoyé aux colonies , principalement à Cayenne , je n'en ai jamais vu recueillir de bons effets ; c'eft peut-être parce que l'on fuivoit trop exactement les confeils de l'Auteur qui prefcrivoit d'augmenter la dofe jufqu'à ce que le mercure eût porté à la bouche.

J'AI annoncé que je ne traiterois point chaque fymptome vénérien en particulier , parce qu'ils cedent ordinairement aux moyens que j'ai propofés ; il n'en eft pas ainfi de quelques accidens vénériens inflammatoires , foit qu'ils faffent complication ou maladie principale.

Je vais en rapporter quelques exemples.

Lorsque une portion, ou la totalité du virus vénérien abforbé, au lieu de pénétrer dans le canal de l'uretre, s'arrête à la furface du gland, principalement aux glandes odoriférentes, & qu'il fort du prépuce une humeur jaunâtre, la maladie eft appellée *fauffe gonorrhée* ; elle laiffe affez ordinairement au gland des excavations qui font la fuite des ulceres ; elle eft quelquefois non vénérienne ; ainfi tout ce qui pourra y exciter inflammation comme l'application des matieres irritantes, la mal-propreté fera capable de la faire naître ; mais cela eft très-rare chez les Negres.

Dans l'état ordinaire, ces glandes ne paroiffent point, au lieu que dans ce cas elles font très-bien exprimées ; on y apperçoit même quelquefois un petit trou duquel fort l'humeur, quand on comprime la partie.

La fenfibilité eft en raifon du degré d'inflammation, & de la quantité de l'humeur qui en découle; de la même maniere que les glandes des paupieres fourniffent la chaffie lorfqu'elles font enflammées, & les glandes cérumineu-fes du méat auditif la cire.

En Europe, cette efpece de gonor-rhée eft le plus ordinairement de peu de conféquence, parce que l'écoulement termine la maladie. Il n'en eft quelquefois pas de même dans les pays chauds; l'hu-meur fe répandant plus abondamment fur le prépuce & le gland, y caufe une inflammation très-vive, un gonflement confidérable, la fievre eft proportion-née à ces accidens, qui ne cedent pas toujours aux faignées répétées, aux lotions, foit d'eau végéto-minérale ou de décoctions mucilagineufes, non plus

qu'à l'application de la pulpe des racines & des sommités de ces mêmes
plantes.

DANS ce cas, les ulceres chancreux
qui sont à l'intérieur du prépuce, & à
l'extérieur du gland, font des progrès
rapides ; le prépuce resserre fortement
le gland, au point qu'il est impossible
de le découvrir ; on ne peut appliquer
aucun remede sur les endroits malades :
alors le phimosis existe. Il arrive quelquefois que l'inflammation gagne la
peau extérieure du prépuce, & qu'elle
s'étend même sur le corps de la verge.

DANS ces circonstances, pour faire
cesser l'étranglement qui menace de
gangrene, il faut absolument faire
l'opération du phimosis ; il n'y a point
à balancer, sans cela le malade peut
perdre la plus grande partie de la verge.

CETTE opération differe de celle du

phimofis ordinaire. La précaution que l'on prend pour éviter que l'incifion ne s'étende jufques fur la peau qui couvre le corps de la verge , eft impoffible dans celui-ci, parce que la peau étant exceffivement tendue , ne peut pas être retirée vers la racine de la verge : l'on a même beaucoup de peine à introduire, entre le prépuce & le gland , le biftouri à plat, garni d'une petite boule de cire à fa pointe ; alors on eft forcé d'y fuppléer , en introduifant jufqu'au fond du prépuce , une petite fonde canelée, bien huilée , dans laquelle on gliffe la pointe d'un biftouri jufqu'à fon extrémité.

Il eft effentiel que le dos de l'inftrument foit bien appuyé fur le milieu de la canelure de la fonde, de maniere qu'en élevant la pointe & le retirant à foi, en baiffant le poignet, l'incifion de la peau intérieure du prépuce fe trouve exactement placée vis-à-vis celle de l'extérieur, & que leur section soit faite uniment & bien perpendiculairement.

Lorsqu'on n'a pas pris ces précautions, & que l'on a coupé en dédolant, l'un des bords de l'incision est renversé en-dedans, & l'autre en-dehors, ce qui mettant les houpes nerveuses à découvert, peut, dans certains cas, occasionner des accidens.

Si l'on ne peut parvenir à introduire la sonde jusqu'au fond du prépuce, on est obligé de faire l'incision en deux tems, en observant que la seconde incision commence bien exactement où la premiere finit.

Lorsqu'il n'y a point de dureté qui indique des chancres, quelques Auteurs prescrivent de faire cette section du prépuce sur les côtés de la verge ; dans le cas présent où il est essentiel de mettre le gland bien à découvert, il vaut mieux faire l'incifion à la partie fupérieure du prépuce, fans s'embarraf-fer de couper quelques rameaux de la veine honteufe, il en réfulte une efpece de faignée locale qui opere un dégor-gement favorable.

QUELQUES praticiens font cette inci-fion avec des cizeaux mouffes, peu matériels, en introduifant à plat, entre le prépuce & le gland, la branche qui a un petit bouton à fon extrémité; j'ai toujours préféré le biftouri, qui coupe avec beaucoup moins de dou-leur que les cizeaux, & qui ne *mâche* point.

APRÈS que cette incifion eft faite, l'on découvre quelquefois des chancres confidérables qui ont déja rongé une partie de la peau intérieure du prépuce, & même du gland; ce qui, pour les bien découvrir, met dans la néceffité de faire plufieurs incifions; mais ces

sections multipliées font un effet désagréable, en rendant le prépuce absolument difforme ; le traitement en est
même beaucoup plus long, c'est pourquoi je me suis déterminé à faire l'opération de la circoncision, dans laquelle
il s'agit alors d'emporter le prépuce en
entier : le gonflement des parties quelquefois excessif, rend cette opération
douloureuse, de quelque façon qu'elle
soit pratiquée, & même un peu difficile, au moins de la maniere dont je
l'ai faite, à dessein d'épargner une partie des douleurs au malade, en évitant
de me servir des cizeaux, le plus qu'il
est possible.

CETTE opération consiste d'abord à
couper circulairement, avec un bistou-
ri, le prépuce à l'extérieur sur la couronne du gland, de maniere pourtant
que l'incision soit faite un peu plus près
du gland que des corps caverneux, afin
de couper en même tems, le plus qu'il

est

eſt poſſible , des deux peaux du prépuce , ſans endommager le gland.

On acheve enſuite l'opération avec
les cizeaux : un ou deux coups de ce
dernier inſtrument m'ont toujours ſuffi
pour achever de ſéparer la peau intérieure du prépuce aux côtés du filet ;
mais il faut être bien ſûr de ſon malade,
avoir un bon biſtouri , & ſur-tout une
main bien exercée , habituée à ſe ſervir
des inſtrumens.

On panſe avec de la charpie ſeche ;
& s'il ſurvient hémorragie , on fait faire
une légere compreſſion avec les doigts
d'un aide , ſur les orifices des vaiſſeaux
ouverts , on peut même y mettre un
morceau d'agaric ; mais le premier de
ces moyens m'ayant toujours ſuffi , je
n'ai pas été dans le cas d'employer le
ſecond.

Après que l'hémorragie eſt arrêtée,

O

on applique fur la charpie une emplâtre de ſtyrax , & une compreſſe double en croix de malthe , percée dans ſon milieu pour laiſſer paſſer les urines , & imbibée dans une infuſion tiede de fleurs de ſureau & de guimauve , avec laquelle on arroſe & on humecte l'appareil, deux ou trois fois le jour , quelquefois même davantage , ſuivant l'intenſité de l'inflammation.

LES vaiſſeaux ouverts n'étant pas conſidérables, vingt-quatre heures après l'opération on leve l'appareil , avec attention d'ôter très-doucement la charpie , & de laiſſer même celle qui tient, juſqu'à ce que la ſuppuration ſoit établie ; alors elle ſe détache facilement & tombe dans l'appareil : lorſque la ſuppuration eſt louable , je ne fais jamais ôter entiérement le pus de deſſus les plaies en les eſſuyant , parce que cette méthode retarde beaucoup la guériſon.

Jusqu'a ce que la suppuration soit bien établie, on panse avec des plumaceaux garnis de digestif simple fait avec le jaune-d'œuf, la térébenthine & l'huile de lys à laquelle on supplée par toute autre huile douce ; on anime même les digestifs avec la teinture de mirrhe & d'aloës ; dans la suite, lorsque les chairs s'élevent, on y mêle la poudre d'alun calciné, le précipité rouge ; on les réprime aussi quelquefois avec la pierre infernale pour faire une bonne cicatrice.

Dès que les accidens inflammatoires sont dissipés, on fait usage de la solution de douze grains de sublimé, sur une pinte d'eau, à la dose d'une cuillerée à café par jour ; on peut même prescrire les frictions avec la pommade mercurielle à petite dose, de la maniere qui a été prescrite : on panse alternativement les chancres avec le cérat de saturne & les digestifs escarotiques ; ils

achevent de fe cicatrifer avec la pommade citrine.

IL arrive quelquefois que le prépuce
n'eft pas fi ferré qu'il ne puiffe être ra-
mené derriere la couronne du gland ;
dans ce cas, il faut bien prendre garde
de ne le pas forcer, car fouvent il fe ref-
ferre derriere la couronne du gland, où
il fait plufieurs bourlets très-douloureux,
qui occafionnent des accidens graves :
la maladie eft alors appellée paraphy-
mofis , c'eft l'oppofé de la précédente.

ON fait ufage , comme dans le
phymofis , de faignées , de fomenta-
tions , de cataplafmes , pour ramollir,
relâcher & détendre , afin de pouvoir
ramener le prépuce fur le gland.

ON fait toutes les trois ou quatre
heures de douces tentatives , en chan-
geant chaque fois les cataplafmes ; &

fi après quelques effais on s'apperçoit que l'on travaille en vain , on en vient enfin à l'opération ; les fcarifications , même profondes , étant toujours infuffi-fantes , le feul moyen fûr de débrider l'étranglement , & de faire ceffer les accidens , eft de paffer la pointe d'un biftouri un peu courbe , fous chaque bourlet , en appuyant le dos de l'inf-trument contre la verge , & de couper entiérement le bourlet en levant la pointe du biftouri ; il eft encore plus fimple de faire bien perpendiculairement l'incifion par-deffus.

S'il y a plufieurs bourlets , on les coupe tous de l'une ou de l'autre ma-niere , les uns après les autres , jufqu'à ce qu'il ne refte plus de corde tranfver-fale qui ferre le col de la verge : on ramene enfuite le prépuce fur le gland ; on fait le premier panfement avec de la charpie feche , une emplâtre de ftyrax , une compreffe double , trempée

dans quelque infufion de fleurs anodi-
nes ; enfin on fe conduit fuivant l'intenfité de l'inflammation, comme il a été
expliqué pour le phymofis.

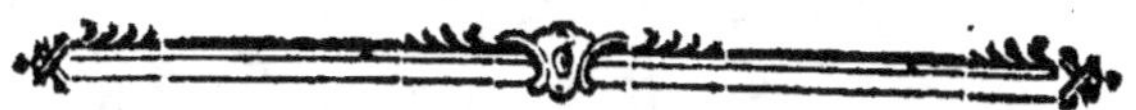

DE LA GONORRHÉE
OU CHAUDE-PISSE,
VULGAIREMENT DITE
TOMBÉE DANS LES BOURSES.

IL s'en faut de beaucoup que cette dénomination soit exacte, je ne m'en servirai que pour me conformer à l'usage.

CETTE maladie survient le plus ordinairement, lorsque l'humeur de la gonorrhée diminue tout-à-coup considérablement, ou qu'elle se supprime en totalité ; alors le cordon des vaisseaux spermatiques se gonfle, ainsi que l'épididyme, & le testicule de l'un ou des deux côtés ; ces parties deviennent douloureuses, & s'enflamment en proportion de la quantité & de l'âcreté de l'humeur supprimée.

O iv

L'EXERCICE du cheval, les liqueurs fortes, les excès avec les femmes, & plus encore chez les Negres que chez les Blancs, la négligence de porter un fufpenfoir, font les caufes qui déterminent le plus fouvent la fuppreffion de l'humeur de la gonorrhée, le gonflement & l'inflammation de ces parties.

CETTE maladie eft quelquefois très-férieufe; l'inflammation fait alors des progrès fi rapides, qu'elle peut fe terminer par gangrene, mais cela arrive rarement, encore eft-ce lorfque le malade n'a pas été fecouru à tems. La voie de la réfolution eft celle que l'on doit tenter; la fuppuration fe fait très-difficilement dans le corps du tefticule; elle eft dangereufe, mais heureufement très-rare. Il n'en eft pas de même du fquirre de cette partie, fur-tout fi la maladie a été mal traitée; alors il n'eft que trop commun d'être obligé d'en venir à la caftration.

La fievre furvient ainfi que la foif, & la chaleur de la peau ; on ne doit pas dans ce cas ménager les faignées, que l'on fait cependant en proportion des accidens, de l'intenfité de l'inflammation , & du tempérament du malade.

On a pour objet de faire reparoître l'écoulement, de rappeller la gonorrhée à fon premier état ; pour cet effet, on prefcrit des tifanes adouciffantes de graine de lin ou de fleurs pectorales ; on fait prendre auffi, felon les circonftances, deux ou trois bols par jour, chacun de quatre grains de camphre, & huit grains de nitre ; on applique fur les parties, des cataplafmes de farine de lin ou de pulpe d'herbes émollientes, à quoi on ajoute une poignée de camomille & de mélilot, afin de modérer un peu leur propriété relâchante ; le plus fouvent, je donne même la préférence aux cataplafmes de mie de pain

& d'eau végéto - minérale ; on a foin de les renouveller de trois en trois heures.

Par ces moyens , les fymptomes inflammatoires difparoiffent , & l'écoulement revient. Il feroit alors dangereux de continuer les cataplafmes émolliens , qui pourroient faire dégénérer la maladie en fquirre ; la texture du tefticule fait auffi que l'on ne retire que peu ou point d'avantage des bains.

Les douleurs ceffées , le malade prendra la folution du fublimé à très-petite dofe , & avec les mêmes précautions que dans la gonorrhée ordinaire ; on fait auffi de très-petites frictions fur le tefticule , même fur le périnée & les aînes , avec l'onguent mercuriel , qui augmente merveilleufement l'écoulement. Il ne faut employer qu'un gros de pommade dans quatre ou cinq jours, de forte que ce foit plutôt des illinitions que des frictions ; enfin , lorfque le tefticule eft bien diminué , on y applique une emplâtre de diachylon & de devigo, à parties égales ; on l'enveloppe même quelquefois avec un morceau de peau de mouton , & le malade continue de porter pendant long-tems un fufpenfoir, afin de prévenir le fquirre de cette partie.

LORSQUE faute d'avoir pris ces précautions , ou par d'autres caufes, le cordon des vaiffeaux fpermatiques eft devenu variqueux, le tefticule & l'épididyme fquirreux, & que l'on a épuifé fans fuccès toutes les reffources que l'Art prefcrit, on eft forcé de faire l'opération de la caftration.

LE poids du tefticule, l'engorgement du cordon , déterminent quelquefois des élancemens dans le fquirre de cette partie, & font dégénérer la maladie en cancer ; dans ce cas, il faut abfolument faire l'extirpation du tefticule ; encore faut-il bien prendre garde que les varices du cordon ne montent pas jufqu'à l'anneau de l'oblique externe, ou même jufques dans le ventre, car alors l'opération ne pouvant réuffir, on eft forcé d'abandonner le malade au progrès de fes maux.

Ces diftinctions faites, & la caftration déterminée, on opere fuivant la méthode enfeignée par M. Antoine Petit. Quoique les bornes que je me fuis preferites dans cet Ouvrage ne me permettent pas d'entrer dans les détails que cette opération exige, je la rapporterai cependant ici en abrégé.

Après avoir pincé en travers les tégumens, un peu au-deffous de l'anneau des mufcles du bas-ventre, on y commence l'incifion, qui fe divife de haut en bas, à droite & à gauche du tefticule, de maniere que les deux arcs qu'elle forme fe réuniffent à la partie fupérieure comme à l'inférieure. En fuivant ces incifions, on emporte toute la portion des bourfes qui recouvre le tefticule que l'on fépare de la cloifon du fcrotum ; & après avoir détaché le cordon, on le coupe deux travers de doigt au-deffous de l'anneau de l'oblique externe, à moins que les varices ne s'étendent plus haut , car alors la fection doit être faite au-deffus.

LE célebre M. Antoine Petit a, le premier, démontré les inconvéniens de la ligature du cordon des vaiffeaux fpermatiques ; il fe contente de relever l'extrémité du cordon, de faire comprimer pendant quelques heures, par un aide, les orifices des vaiffeaux, & de panfer mollement avec de la charpie ; cette méthode eft de lui, il a eu plufieurs occafions de la pratiquer , & toujours vec le plus grand fuccès ; on évite par ce moyen une foule d'acci-

dens occasionnés par la ligature , & qui
ne conduisent que trop souvent les. malades au tombeau. Il y a très-peu de
parties dans l'art de guérir , que ce sa-
vant Médecin n'ait éclairées ou per-
fectionnées ; M. Antoine Petit est
vraiment l'ami , le bienfaicteur de l'humanité.

DES DIFFICULTÉS D'URINER,
*produites par les ulceres & les brides
de l'uretre à la suite des gonorrhées.*

APRÈS la suppreſſion de l'écoulement
de la gonorrhée , & principalement
lorſque l'inflammation s'eſt étendue juſqu'à la glande proſtate , on éprouve
quelquefois des difficultés inſurmonta-
bles de rendre ſes urines. Les efforts
que l'on fait pour vuider la veſſie ,
donnent lieu à des extravaſations qui
forment des dépôts , des fiſtules dans
les parties voiſines ; la fievre lente peut
ſurvenir , conſumer peu à peu le malade , & le conduire au tombeau.

QUELQUEFOIS auſſi le canal de
l'uretre eſt rétreci par les cicatrices
d'anciens ulceres qui forment des brides , ou même par des ulceres calleux
qui empêchent la verge de s'élever

dans le tems de l'érection ; il arrive encore que le *vérumontanum* fe tumé-fie , & que la proftate devient fquir-reufe.

LES malades dans cet état , après quelques minutes d'efforts , rendent peu ou point d'urine , quelquefois elle ne fort que goutte à goutte , ou ne forme qu'un petit filet ; & lorfque le prépuce eft retiré , elle fe répand fur le gland ; d'autres fois elle fe bifurque en fortant ; le canal de l'uretre s'affecte dans toute fa longueur , il en fort une matiere épaiffe , jaunâtre ou verdâtre , à-peu-près femblable à celle de la gonorrhée , avec cette différence qu'elle n'eft point brûlante comme dans cette maladie ; on éprouve au périnée un fentiment de mal-aife & de pefanteur , que l'exercice augmente.

CES accidens arrivent le plus com-munément dans les gonorrhées qui

occupent

occupent une grande étendue , & sur-
tout lorsqu'elles ont été mal traitées ;
d où suivent des irritations , des congestions, des ulceres , des fistules ; maladies
très-difficiles à traiter.

La difficulté d'uriner peut venir aussi
d'une pierre dans la vessie , alors le
premier jet de l'urine se fait aisément,
mais elle cesse de couler aussi-tôt ; au
contraire, dans les cas précédens, le
premier jet se fait très-difficilement ,
mais ensuite l'urine coule avec une
sorte de facilité ; dans le premier cas,
les envies d'uriner sont fréquentes ; il
sort souvent du sang avec les urines ,
sur-tout si on s'est donné du mouvement, & que le corps ait été secoué :
la même chose n'arrive pas dans l'autre
cas, où le jet de l'urine est très-fin ,
principalement s'il y a des carnosités ;
alors l'écoulement est abondant, comme
dans les maladies du pilore , chez les
buveurs, qui devient squirreux, & enfin

P

carcinomateux ; il fe forme de même au col de la veffie , dans ce cas , des végétations charnues , d'où fort une matiere purulente.

Q U A N D l'obftacle eft à trois ou quatre travers de doigt du bout de la verge , qu'on y reffent de la douleur , & qu'il fe fait un écoulement de matieres verdâtres , il exifte alors un ulcere chancreux ; lorfqu'on ne reffent point de douleur , & qu'il ne fe fait aucun écoulement , c'eft une ou plufieurs brides qui font la maladie : enfin lorfqu'on ne peut paffer le *verumontanum* avec l'algalie fans faire fortir du fang , ce font des carnofités.

IL s'agit dans tous ces cas d'introduire une bougie dans l'uretre , & de la pouffer jufques dans la veffie ; cela n'eft pas toujours aifé , principalement lorfque la maladie a pour caufe l'engorgement de la proftate , ou que les cicatrices font des efpeces de digues dans le canal; alors on commence par introduire une bougie très-petite, on enduit fon extrémité la plus grêle, d'abord avec un mêlange de fuif & de cire blanche, ou avec le beurre de cacao & l'onguent de la mere; enfuite avec l'égyptiac ou le cérat de Saturne; on emploie même dans les carnofités des onguents fufceptibles de réprimer doucement les chairs mollaffes & fongueufes.

On préfente d'abord la bougie toute droite, enfuite à mefure qu'on leve le gland, il faut élever auffi le gros bout de la bougie, & faire quelques petits mouvemens à droite & à gauche, afin de rendre l'introduction plus aifée; lorf-qu'on trouve des obftaeles fufceptibles de faire plier la bougie en la pouffant, on s'arrête un inftant; on continue enfuite ces tentatives, jufqu'à ce que la bougie ait franchi la difficulté, &

que son extrémité soit parvenue dans la vessie.

L'INTRODUCTION de la bougie se fait d'abord le matin & le soir, ensuite on la laisse pendant la nuit dans le canal qui s'accoutume ainsi peu à peu à la soutenir ; il se dilate, & on parvient à rendre le premier jet des urines plus aisé ; elle ne sort plus par filets, & son passage devient libre : on observe cependant que la glande prostate ne se dégorge jamais entiérement.

LA glande prostate se traite de la même maniere que les carnosités ; dans tous ces cas, l'on prend garde de ne pas rendre caustiques les bougies, car on courroit risque de faire dégénérer la maladie en cancer du col de la vessie : je répete qu'il faut toujours que les bougies, à chaque fois qu'on les introduit, soient enduites de substances très-douces.

IL y a pluſieurs eſpeces de bougies : mais je crois que les meilleures ſont celles de Goulard, dans leſquelles entrent l'extrait de Saturne, la cire blanche, le ſuif & la térébenthine ; on pourroit même y mêler le diabotanum ou autres ſubſtances, ſuivant le degré d'activité qu'on voudroit leur donner ; ces dro-gues mêlées & liquéfiées, de maniere que l'enſemble ne ſoit ni trop épais ni trop liquide, ni trop chaud ni trop froid ; on prend du linge fin que l'on trempe dedans, après quoi on le coupe en forme de pyramide que l'on roule en commençant par un de ces côtés ; ces bougies ainſi formées doivent être paſſées ſur le porphire où ſur le mar-bre, afin de leur donner le poli nécef-faire : les bougies ſont bien faites dès que leur extrémité eſt bien liſſe, & qu'elles augmentent par une gra-dation inſenſible dans toute leur lon-gueur.

Si l'on juge que les accidens font en partie produits par le virus vénerien, le malade prendra , aussi-tôt qu'il commencera à uriner librement , du mercure en très-petite quantité par les frictions , ou bien , comme nous l'avons expliqué ailleurs , il usera , à la dose d'une cuillerée à café par jour , de la dissolution de douze grains de sublimé dans une pinte d'eau.

Par ces moyens le malade va de mieux en mieux, à moins qu'il ne monte à cheval , ou qu'il ne fasse des excès avec les femmes , car alors le mal revient , & il faut aussi-tôt reprendre l'usage des bougies bien enduites , & sur-tout pendant la nuit.

Il arrive cependant quelquefois que les malades, sans s'être livrés à aucun excès, voient leur mal revenir , mais cela est très-rare. A force de patience, avec l'administration des mêmes se-

cours réitérés , ils guériffent de nouveau : on prefcrit un régime adouciffant,
en recommandant fur - tout de prévenir le plus qu'il eft poffible les
érections.

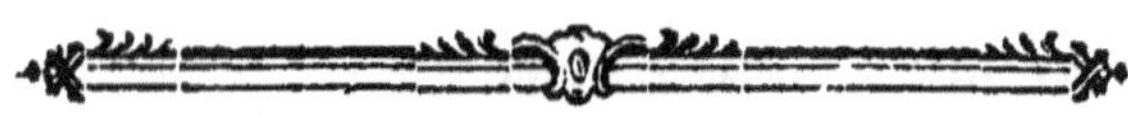

DES DÉPOTS

*Qui se forment au périnée à la suite
des gonorrhées.*

LE dépôt est une tumeur chaude,
tendue, qui excite la fievre, & cause
des pointillemens douloureux, des élancemens très-vifs ; ce mal survenant au
périnée, à la suite d'une chaude-pisse
mal traitée, revient ordinairement,
pour peu que les malades s'exposent de
nouveau ; il conduit même quelquefois
au tombeau ceux qui ne font pas treve
à leurs débauches.

LA cause prochaine vient de ce que
l'urine ne pouvant passer dans le canal,
irrite le col de la vessie, & y forme
des congestions inflammatoires ; souvent elle produit de si grandes disten-
sions, que l'uretre ne pouvant plus
prêter, est obligé de se rompre au-dessus

de l'obſtacle , alors l'urine s'infiltre dans le tiſſu cellulaire de l'uretre ; elle paſſe d'une véſicule à l'autre , irrite les nerfs, produit des conſtriƈtions , des ſpaſmes, des inflammations , enfin des dépôts.

La chaleur & la peſanteur du périnée augmentent quand l'urine veut ſortir , elle coule par le petit trou qu'elle a formé à l'uretre ; les fibres ſe diſtendent par l'âcreté & l'abondance de l'urine ; la tumeur du périnée s'éleve , la peau devient d'un rouge cuivré chez les Negres , & on y apperçoit un petit cercle de la même couleur (30) ; la fievre qui a augmenté en proportion des autres accidens , eſt alors exceſſive. La fréquence & la dureté du pouls ſont conſidérables : dans les grandes douleurs , il eſt même enfoncé & ſerré en proportion de leur intenſité.

Vers le milieu de la tumeur on ſent

____

(30) Chez les Blancs la tumeur eſt rouge & le cercle blanchâtre.

une petite fluctuation, qui fe manifefte davantage quand on fait des efforts pour uriner ; le fac fe creve quelquefois de lui-même ; mais il eft rare dans ce cas que l'ouverture foit affez grande pour laiffer paffer les matieres fanieufes qui ont fouvent fufé fort loin.

J'AI cependant vu des malades chez lefquels une grande fuppuration détruifoit quelquefois les brides & les digues qui s'oppofoient à la fortie des urines, par ce moyen les accidens diminuer peu à peu, & les malades uriner aifément, le refte de leur vie ; mais trèsfouvent les dépôts occafionnent des fiftules, il n'eft même pas rare de voir le périnée fe délabrer, & s'y former cinq à fix clapiers, d'où l'urine fort comme d'une efpece d'arrofoir. Le paffage continuel des urines entretient la fuppuration ; le malade tombe dans le marafme, dans une atrophie épouvantable, enfin il fe confume par la fievre lente.

JE diſtingue quatre cas dans ces ſortes de dépôts ; le premier & le plus favorable eſt celui où le dépôt commence ; le ſecond où il eſt formé ; le troiſieme eſt celui de la fiſtule ; dans le quatrieme enfin il y a pluſieurs clapiers.

LE premier de ces cas eſt une vraie inflammation ; il s'agit de s'oppoſer à la ſuppuration : à cet effet on ſaigne deux, trois, & même quatre fois le premier jour ; on preſcrit une diete humeƈtante, l'application des cataplaſmes anodins, des veſſies remplies de lait, ou autres liquides adouciſſans. La ſituation la plus convenable au malade eſt d'être placé dans un lit, la tête baſſe, les reins un peu plus élevés, & les jambes écartées ; les boiſſons adouciſſantes, telles que le petit lait, *largiſſimo hauſtu*, l'infuſion de fleurs peƈtorales, *&c.* ſont les ſecours les plus preſſans & dont on doit attendre un bon effet ; l'on ſollicite par quelques légers laxatifs, des évacua-

tions par les felles ; & lorfque le malade
fe trouve preffé par le befoin de rendre
fes urines, il comprime doucement la
tumeur ; fi malgré tout cela l'abcès fe
forme, on en fait promptement l'ouverture (ce qui en général eft le contraire
des autres abcès) , attendu que ces
parties ayant beaucoup de tiffu cellulaire, l'urine fufe & diffeque quelquefois
jufqu'à l'inteftin *rectum*.

Le centre de la fluctuation eft prefque toujours vers le fondement ; & le
trou par où fort la matiere épanchée
eft ordinairement plus élevé & du côté
du pubis. Faites une grande incifion,
n'épargnez pas les tégumens (31),

______

(31) En 1768, le vaiffeau *la Paix* de la Compagnie
des Indes, fur lequel étoit embarqué l'équipage de
l'*Adour*, autre bâtiment de la Compagnie, arriva
à l'Ifle de France avec prefque ce double équipage fur
les cadres. Le vaiffeau auroit péri à la mer, fi la
traverfée eût été plus longue. Ces malheureux étoient
attaqués du fcorbut qui leur avoit exceffivement
relâché les tégumens, & fur tout ceux de la verge &
du *fcrotum*.

panfez avec de la charpie feche ; &
pour mieux découvrir le mal , le lende-

Plufieurs d'entr'eux avoient les bourfes qui leur
defcendoient jufqu'au-deffous des parties moyennes
des cuiffes ; la verge s'étoit auffi infiltrée , & fon
volume étoit également exceffif ; chez le plus grand
nombre ces parties s'enflammerent , & il leur furvint
des dépôts gangreneux qui détruifirent toutes les
membranes communes des tefticules : la plupart des
efcarres s'étendoient jufqu'au gland , au prépuce
& à l'uretre : ces efcarres féparées , l'urine fortoit
de ce canal comme d'une efpece d'arrofoir , & s'épan-
choit dans le tiffu cellulaire ; fon exceffive âcreté
faifoit beaucoup fouffrir les malades.

Les fymptomes du fcorbut céderent aux bouillons
de tortue & des plantes cruciferes ; la grande propreté que j'avois foin de faire obferver dans les
panfemens , le renouvellement de l'air & tout ce
qui pouvoit le rendre plus falubre , y contribuerent
auffi beaucoup.

Dès que les parties détruites furent féparées & les
douleurs un peu calmées par la diminution de l'âcreté
de l'humeur , je m'occupai de rétablir le cours des
urines & de leur donner la direction qu'elles doivent
avoir ; à cet effet , j'introduifis des bougies creufes
jufques dans la veffie ; il fe fit des efpeces de végétations ; les bourgeons fe rejoignirent , & peu-à-peu
nous eumes la fatisfaction de voir nos malades guérir &
uriner comme auparavant. M. Dépot , Chirurgien Aide-
Major de cet Hôpital , homme très-inftruit , m'aida

main , avant de lever l'appareil , j'en-
gage le malade à retenir un peu ses

---

beaucoup dans cette besogne : le zèle , les soins &
l'intelligence de M. Bécane , Chirurgien Sous-Aide-
Major , nous furent aussi fort utiles ; le nombre des
blessés étoit si grand , que leur pansement duroit
depuis le point du jour jusqu'au coucher du soleil,
c'est-à-dire que le pansement de tous les blessés étoit
à peine fini, qu'il falloit recommencer celui des blessés dont la suppuration étoit assez abondante pour
exiger deux pansemens par jour ; enfin nous avions
si peu de tems à nous , que pendant plusieurs jours
je fus obligé de prendre mes repas à l'Hôpital & de
n'en pas sortir.

Quelques-uns de ces malades , parmi lesquels se
trouvoit un Bosseman , avoient perdu la plus grande
partie du gland & du prépuce , mais presque tous d'un
côté seulement , de maniere que la verge étoit fort
inclinée d'un côté & même courbée à son extrémité,
sur-tout dans les érections, ce qui rendoit la sortie des
urines difficiles & l'éjaculation impossible. Ces diffor-
mités sont l'une & l'autre très-fâcheuses , la derniere
sur-tout les affligeoit cruellement.

Je fis des incisions transversales sur les parties qui,
par leur contraction , faisoient incliner la verge plutôt
d'un côté que de l'autre. J'introduisis dans l'uretre un
morceau de bougie de quatre travers de doigt de
longueur , dans le milieu de laquelle étoit placé un
tuyau de plume à écrire ; je les leur faisois garder jour
& nuit , & maintenir la verge en situation.

urines , afin que lors du panfement , je puiffe mieux découvrir les lieux où elle

---

Par ces moyens, la fortie des urines & l'éjaculation fe firent comme auparavant. J'avoue que ces fuccès m'ont flatté infiniment. Ce n'eft pas ici le lieu de parler de l'ordre que j'avois établi dans les panfemens des blef- fés de cet Hôpital , & de la maniere dont les Chirurgiens faifoient leur fervice. Je dirai feulement que l'huma- nité y étoit promptement fecourue ; j'aurai occafion de démontrer ailleurs les avantages que retirent les bleffés d'être panfés en préfence du Chirurgien- Major.

Cette inflammation gangreneufe du fcrotum & de la verge n'eft point un accident ordinaire dans le fcorbut , maladie qui a pour caufe principale une mauvaife nourriture, des alimens alkalefcens, plutôt que l'air froid & humide, que le plus grand nombre des Auteurs regarde comme caufe majeure du fcorbut, fans laquelle , difent-ils, les autres caufes refteroient fans effet.

Il faut que ces Auteurs aient toujours voyagé dans le Nord ; qu'ils n'aient pas eu occafion d'obferver le fcorbut fous l'équateur où il fait des progrès rapides, & parcourt très-promptement fes périodes ; dans les mers froides au contraire il agit plus lentement, il y eft même le plus fouvent compliqué avec d'autres mala- dies qui l'empêchent prefque toujours de parvenir à fon troifieme degré : les defcriptions qu'ils nous ont données de ce fléau des Marins , n'ont fans doute été faites que d'après les courtes traverfées en-deçà

a fufé ; elle fort quelquefois par jets, à l'aide d'une fonde cannelée ; on fuit

de la ligne, pendant lefquelles les équipages éprouvent rarement le fcorbut.

J'ai été chargé du traitement d'un grand nombre de fcorbutiques dans des climats très-froids & dans les pays les plus chauds. Ce que j'avance eft d'après ma propre expérience. Sous la ligne, l'air eft exceffivement chaud, comme tout le monde fait ; malgré cela ceux qui y ont traité des fcorbutiques, ne feroient pas plus fondés à regarder l'air chaud & humide comme caufe majeure du fcorbut, que ne le font ceux qui ont voyagé dans le Nord, à foutenir que c'eft un air froid chargé d'une très-grande quantité de particules aqueufes : l'une & l'autre de ces caufes, différentes felon les climats, ne font que développer & mettre, plus ou moins promptement, en action l'alkalefcence des humeurs, & leur dégénérefcence produites dans le premier cas par des alimens falés, & dans le fecond, par une nourriture infuffifante pour la réparation des pertes du corps & le renouvellement des humeurs.

En 1757, j'étois à l'Ifle Royale embarqué fur le vaiffeau *le Glorieux*, de l'efcadre commandée par M. Dubois de la Mothe. L'équipage de ce vaiffeau fut très-maltraité par le fcorbut qui févit prefque fur tous les Matelots & Soldats. Ceux qui purent fe procurer des alimens frais, fur-tout des végétaux, en furent exempts : il n'y eut pas un feul Officier, ni un feul Chirurgien fcorbutique à bord de ce vaiffeau,

facilement

facilement les endroits où l'urine s'eſt
inſinuée, c'eſt preſque toujours en re-
montant vers la racine du ſcrotum. Si
vous vous appercevez que les ſinuoſités

les maladies n'attaquerent ces derniers, que lorſque
les fievres putrides & malignes ſe joignirent au ſcorbut, & que la contagion ſe répandit dans toute l'ar-
méé ; d'où l'on voit que la miſere, les alimens altérés,
corrompus, & ſur-tout les viandes ſalées ſont les
cauſes principales du ſcorbut.

La maladie terrible dont je viens de parler, & qui
attaqua le double équipage du vaiſſeau *la Paix*,
en eſt une autre preuve convaincante. Pluſieurs
perſonnes de cet équipage m'ont aſſuré que cette
maladie avoit pour cauſe l'uſage des eaux ſaumâtres
des puits de Pondichéry, au lieu de celles d'Oulgaret
que l'on a coutume d'embarquer, qui ſont bonnes &
éloignées de trois quarts de lieues : on les fait venir
moyennant 4 livres 16 ſols pour chaque piece d'eau,
c'eſt-à-dire, quatre barriques : cette économie ayant
manqué de faire périr ce navire à la mer faute de
monde, l'on ne ſauroit trop recommander aux Capi-
taines des vaiſſeaux, de veiller exactement à ce que
l'on embarque toujours les meilleures eaux.

J'aurois pluſieurs autres exemples ſemblables à rapporter ſur les cauſes du ſcorbut ; mais les bornes de
cet Ouvrage ne me permettent pas d'en placer ici
les détails ; j'en parlerai dans mes Obſervations ſur
les maladies des Blancs dans les colonies.

s'étendent beaucoup plus loin, il eſt
néceſſaire de prolonger l'inciſion; car
il peut arriver que l'inflammation faſſe
de ſi grands progrès, qu'elle gangrene
ces mêmes parties, même juſqu'aux
teſticules.

On panſe le malade avec le baume
d'arceus, le jaune-d'œuf & la térébenthine; peu à peu on introduit dans
l'uretre, une algalie qu'on y maintient
pendant tout le traitement, & que l'on
change de tems en tems. Lorſque le
mal eſt nouveau, on peut eſpérer que
tout ira bien : on commence par ſe
ſervir d'une petite algalie flexible telle,
par exemple, que celles dont on ſe ſert
pour les enfans de ſix à ſept ans ; quelquefois elle s'arrête, alors on examine
quel peut être l'obſtacle, & il ſuffit le
plus ſouvent d'incliner un tant ſoit peu
l'algalie à droite ou à gauche pour la
faire entrer, autrement on lui ſubſti-
tue des bougies creuſes. Quand on eſt

parvenu jufques dans la veffie, on bou-che l'algalie avec une éponge ou un petit morceau de liege fixé par le moyen d'un fil que l'on fait paffer en fous cuiffe ; enfin on foutient les draps (32) avec des cerceaux pour donner au ma-lade la liberté de fe retourner dans fon lit.

Mais lorfqu'il arrive que l'algalie ne peut être introduite , parce que les callofités font trop confidérables , on travaille à les détruire , en y intro-duifant une petite bougie ; on met

(32) Il eft bon d'obferver que quoiqu'il ne foit point d'ufage dans les Hôpitaux de donner des draps aux Negres malades , j'ai eu l'attention de leur en faire fournir malgré les contrariétés de quelques per-fonnes mal intentionnées , bien perfuadé que cette portion de l'efpece humaine , quoique d'une couleur différente de la nôtre , n'en merite pas moins les foins & la vigilance du Médecin. Par ce moyen , j'ai eu la fatisfaction de conferver au Roi un grand nombre de Negres , principalement ceux dont les maladies fe terminoient par la tranfpiration , & cela fans qu'il en ait coûté un fol de plus en frais d'adminiftration.

enfuite le malade au lait pour toute nourriture ; & dès que le canal eft libre , on fubftitue l'algalie à la bougie.

APRÈS avoir bien examiné l'état du périnée , on détruit les *fungus* avec les efcarrotiques , même avec la pierre infernale ; il faut chercher & fuivre les clapiers qui fe détruifent par les cauftiques. On fait un grand ulcere , & par ce moyen les callofités difparoiffent , même celles des bords de l'ouverture du canal de l'uretre ; peu à peu il croît des bourgeons charnus qui fe confondent avec la membrane de l'uretre régénérée , & il fe fait une cicatrice.

IL faut ufer de bien des précautions pour conferver cette cicatrice qui fe rompt quelquefois , car les membranes lézées ne fe confolident jamais parfaitement ; le péritoine , à l'endroit de la gaftroraphie , ne fe trouve jamais bien réuni ; c'eft pourquoi il eft abfolument effentiel d'obferver le régime le plus fcrupuleux ; le mal revient-il, vîte la fonde dans l'uretre , pour conferver toujours un paffage aux urines.

Si l'on foupçonne qu'il exifte encore un vice vénérien, on le détruit de la maniere & avec les précautions déja indiquées, en obfervant que le mercure doit être adminiftré à très-petite dofe ; dans cette circonftance, on a trop fouvent paffé les malades par les remedes. Les préparations mercurielles qui ne doivent point être négligées dans le traitement des gonorrhées, dès que les accidens inflammatoires en permettent l'ufage, font fouvent inutiles dans ce cas ; elles ne peuvent en effet débar-raffer le canal des cicatrices & des brides que les gonorrhées laiffent après elles , principalement lorfqu'elles font la fuite du mauvais traitement.

Q iij

DE L'OPHTALMIE
VÉNÉRIENNE.

LORSQUE la gonorrhée fe fupprime fubitement, il furvient quelquefois aux yeux un prurit qui bientôt fe change en douleur inflammatoire très-marquée ; les paupieres s'épaiffiffent, il peut même arriver qu'elles fe renverfent en-dehors, alors les vaiffeaux répandus fur le globe de l'œil font rouges & très-apparens ; la conjonctive devient inégale, excepté dans l'endroit de fon union avec la cornée, ce qui fait paroître cette derniere comme placée dans un fond : on ne fupporte la lumiere qu'avec peine ; quelquefois la douleur s'étend jufqu'à la tête, elle eft même lancinante & ordinairement accompagnée de beaucoup de fievre.

ON diftingue deux efpeces d'ophtal-

mie vénérienne ; dans l'une la conjonctive fouffre feule ; dans l'autre il n'y a
que les paupieres de malades. La caufe
matérielle eft le tranfport de l'humeur
de la gonorrhée ; la caufe prochaine
eft l'inflammation de la conjonctive ou
des glandes ciliaires & lacrymales, quelquefois même des unes & des autres de
ces parties en même tems, d'où la
matiere découle principalement du côté
du grand angle de l'œil.

CETTE matiere eft d'abord très-
abondante, un peu claire, enfuite elle
s'épaiffit & devient jaunâtre ou verdâtre, chaude, brûlante, comme celle
qui fort par la verge dans la gonorrhée.

L'OPHTALMIE vénérienne ne furvient
pas ordinairement dans la vérole véritable, peut-être parce que le virus eft
répandu à-peu-près également dans
toutes les parties du corps, au lieu que
dans la gonorrhée fupprimée, la ma-

tiere fubitement répercutée peut fe porter fur les yeux & y caufer une ophtalmie ; ce tranfport peut auffi fe faire quelquefois fur l'articulation de la cuiffe , principalement le long du nerf fciatique , & y caufer la goutte fciatique.

CETTE ophtalmie vient plus prompte-ment que le *chemofis* ordinaire , & parcourt auffi plus vîte fes périodes ; dans le *chemofis* les larmes font claires ; dans cette efpece d'ophtalmie , au contraire, il coule une matiere très-abondante , épaiffe & très-âcre.

CE mal eft fi grave & fi opiniâtre, que pour le guérir , on eft quelquefois obligé d'en venir à l'opération. Lorfque la maladie attaque les paupieres , il furvient quelquefois de petits ulceres aux tarfes, qui font tomber les cils , détruifent même leurs bulbes , & les empêchent de revenir.

La premiere indication qui se présente à remplir , est de rappeller l'écoulement des parties naturelles ; à cet effet, on prescrit les saignées du bras & du pied , répétées dès les premiers jours de l'ophtalmie ; plus tard , elles seroient non-seulement inutiles , mais elles jetteroient encore le malade dans l'affaissement.

Dans les mêmes vues , on fait usage de boissons adoucissantes , telles que l'eau de veau, le petit-lait , & les infusions de fleurs pectorales ; on prescrit aussi plusieurs lavemens émolliens, afin de relâcher le sphincter de l'anus ; je me suis aussi très-bien trouvé de deux ou trois bols par jour, composés chacun de quatre grains de camphre & huit grains de nitre.

Les bains sont contraires , parce que pendant l'immersion il se porte beaucoup de sang à la tête.

(250)

PARMI le grand nombre de collyres que l’on emploie dans l’ophtalmie, celui qui m’a conſtamment réuſſi (33) · eſt fait avec huit grains de vitriol blanc, dans quatre onces d’eau ; il faut en laiſſer tomber pluſieurs gouttes dans l’œil, même le rouler dans une petite baignoire remplie de cette liqueur, & en imbiber des compreſſes doubles que l’on applique deſſus le globe dans les intervalles des panſemens.

DÈS que la fievre a ceſſé, & que les autres accidens inflammatoires ſont diminués, on adminiſtre le mercure, ſoit par les frictions, ou par la voie de la ſolution du ſublimé corroſif, de la maniere qui a été preſcrite plus haut, mais à une doſe très-foible, pour éviter que ce minéral ne porte à la bouche.

ON ne doit point employer les

____

(33) Excepté lorſque la maladie eſt dégénérée.

cataplafmes & les décoctions émollientes (34) qui, en relâchant les vaiſſeaux

---

(34) A la Guyarne, en 1764, il y eut un très-
grand nombre de perſonnes attaquées en même tems
de l'inflammation des yeux. On confia leur traitement
à un Oculiſte qui ne connoiſſoit d'autres remedes
que les relâchans ; quelques malades en perdirent la
vue , ce qui obligea les Chefs de l'adminiſtration à
défendre à cet Oculiſte de traiter aucune ophtalmie.

L'inflammation ſubſiſta tant que l'application des
émolliens fut continuée ; il y eut pluſieurs malades
chez leſquels la conjonctive devint fort épaiſſe , & en
quelque ſorte ſemblable à une chair rougeàtre aſſez
conſiſtante. Cet Oculiſte avoit une bonne main ; il
fit pluſieurs fois l'extirpation des vaiſſeaux variqueux
de cette membrane qu'il détruiſoit en partie ; mais
comme il n'avoit aucun principe en Médecine , il
continuoit l'application des émolliens, & les accidens
recommençoient comme avant l'opération.

Les Adminiſtrateurs firent aſſembler les gens de
l'Art, je fus du nombre ; nous jugeâmes que l'on
ſubſtitueroit aux émolliens ou l'alun battu avec le blanc
d'œuf, ou le ſel de Saturne , mais ſur-tout le vitriol
blanc, à la doſe de deux grains par once d'eau ; on
augmenta même la doſe du vitriol, ſuivant les circonſtances, juſqu'à quatre grains par once.

Ces collyres produiſirent de ſi bons effets , qu'aucune inflammation des yeux ne leur réſiſta ; malgré
cela, il faut que ces remedes ſoient employés par
un homme inſtruit en Médecine ; car quelquefois

de l'œil, & particuliérement ceux de la conjonctive , augmentent en proportion leur engorgement, conséquemment les autres accidens ; l'expérience a trop souvent démontré que cette classe de remedes est absolument contraire dans toute espece d'inflammation des yeux.

Si malgré tous ces moyens la maladie dégénere, & que plusieurs vaisseaux de la conjonctive deviennent variqueux, soit que l'on ait employé des relâchans ou autrement, il faut en venir à l'opération, après avoir détruit le vice de la masse générale des liqueurs ; à cet

---

l'inflammation de la conjonctive vient d'une très-grande quantité de sang , & sur-tout d'un sang trop épais, qui n'a presque point de sérosité : alors aucun collyre ne peut suppléer à la saignée que l'on est même quelquefois obligé de répéter , afin de rendre les molécules du sang plus méables, c'est-à-dire, plus susceptibles de circuler dans les vaisseaux du plus petit diametre. Quelquefois aussi il suffit d'ajouter aux collyres l'usage des délayans & des lavemens.

effet, on tiendra les paupieres écartées;
& au moyen d'une aiguille courbe, on
paſſera un fil par deſſous pluſieurs des
vaiſſeaux variqueux de la conjonĉtive,
de l'un & de l'autre côté de la cornée
tranſparente; enſuite, ayant déſenfilé
les aiguilles, on prendra de la main
gauche les fils, à l'aide deſquels on
coupera ces vaiſſeaux avec des ciſeaux
convexes.

CETTE opération eſt la plus facile de
toutes celles que l'on pratique ſur le
globe de l'œil, elle peut ſe faire ſur
toutes les parties de la conjonĉtive où
il y a des vaiſſeaux variqueux, attendu
que cette membrane ſe régénere facilement; quelques praticiens font même
avec un biſtouri quelques ſcarifications
à l'intérieur des paupieres, & de petites
mouchetures ſur les bords de la cornée,
à ſon union avec la conjonĉtive. On
baſſine l'œil avec un collyre dans lequel
entrent quelques grains de vitriol blanc,

& on y applique des compreſſes imbibées de la même liqueur : par ces
moyens le malade guérit en peu de
tems, mais il eſt rare que l'on ſoit obligé
de faire cette opération , lorſque la
maladie a été bien traitée.

DU PIAN.

LE pian eſt une maladie que l'on a juſqu'à préſent regardée comme particuliere aux Negres , dans laquelle il ſurvient des ulceres à différentes parties du corps , mais principalement à celles de la génération ; la ſanie qui en exſude eſt ſi virulente & ſi âcre , qu'elle corrode facilement les parties voiſines ; les bords des ulceres s'enflamment , ſe durciſſent , & produiſent de promptes caries ; ſi les malades ne ſont pas ſecourus aſſez-tôt , ils tombent dans un maraſme , accompagné de douleurs inouies qui ne ſe terminent que par la mort.

IL eſt à préſumer que le virus vénérien exerce principalement ſon activité ſur des corps mal nourris ; fatigués & énervés , puiſqu'alors il produit des accidens plus graves, plus meurtriers, & moins fufceptibles de curation.

Nous avons déja obfervé que dans les pays très-chauds, le virus vénérien eft beaucoup plus actif, & fes accidens plus funeftes que dans les pays froids ou tempérés; c'eft fur-tout dans les Ifles de la Zone Torride qu'on obferve cette maladie qui a les mêmes caufes que la vérole & fe communique de même, mais dont les fymptomes différens annoncent une fi grande intenfité du levain virulent, qu'on peut le regarder comme un virus parvenu au dernier degré d'a-crimonie, conféquemment prefque impoffible à détruire lorfqu'on s'y prend trop tard.

Le pian eft commun dans nos Ifles de l'Amérique, comme dans la plus grande partie de l'Afrique. Le docteur Smith (35) a obfervé dans fes voyages, en

(35) Très-habile Médecin, Penfionnaire du Roi, ancien Chirurgien-Major de la Marine, &c.

(257)

1768 & 1769, que le pian eſt preſque inconnu aux Iſles de Java, Sumatra, & dans celles de l'Archipel des Moluques, dont les naturels ſont ſujets à la gale.

CETTE maladie ne cede point ordinairement au mercure adminiſtré par les frictions : les affections vénériennes ordinaires réſiſtent même quelquefois dans les pays chauds aux frictions les mieux dirigées, tandis que les ſels mercuriels, principalement la ſolution du ſublimé, les guériſſent aſſez facilement: dan² le traitement du pian, cette ſolution a des avantages encore plus marqués, aidée de l'infuſion du gayac (36) & du lait pour toute nourriture.

ON adminiſtre la ſolution du ſubli-

---

(36) Il faut mettre une once de gayac rapé par pinte d'eau. On emploie par préférence la partie la moins réſineuſe, telle que l'écorce & l'aubier, parce que la réſine eſt inſoluble dans l'eau, & que la partie ligneuſe en contient beaucoup. Une pinte de cette infuſion par jour ſuffit ordinairement.

R

mé (37) à la même dofe & avec les mêmes précautions que nous avons

(37) Les premiers Médecins qui ont fait ufage de ce fel mercuriel , en ont fait la diffolution dans l'efprit ardent de froment ; mais comme l'eau fimple eft le diffolvant des fels, on s'eft fervi depuis dans plufieurs villes de l'Europe , principalement à Paris , pour cette diffolution , des eaux diftillées, telles que celles de plantin & autres femblables. Dans les colonies où il eft quelquefois difficile de s'en procurer , je leur ai fubftitué l'eau commune diftillée , & je m'en fuis fi bien trouvé , que je la crois auffi bonne pour la diffolution du fublimé corrofu qu'aucune autre efpece d'eau.

On fait auffi la diffolution de ce fel dans de l'eau-de-vie de fucre, appellée *tafia* ou *guildive* , plufieurs Praticiens s'en trouvent très-bien ; mais fi l'on ne fe fert point de liqueurs fpiritueufes, j'infifte fur la néceffité de diftiller le fluide dans lequel on fera cette diffolution, afin d'en féparer les particules terreufes qu'il contient , parce que l'acide de ce fel par fou analogie s'unit à ces terres, & abandonne le mercure qui fe précipite au fond du vafe , en proportion de la quantité de terre contenue dans le fluide.

Comme l'on n'eft pas encore entiérement revenu fur les prétendus mauvais effets du fublimé corrofif, je crois devoir rapporter ici qu'en 1768 un Matelot du vaiffeau *le Beaumont* , de la Compagnie des Indes , s'étant embarqué avec plufieurs fymptomes de vérole , qu'il avoit cachés foigneufement jufqu'à ce que le vaiffeau

preſcrites pour les maladies vénériennes. Il eſt quelquefois néceſſaire d'ajouter

fût à la voile , M. Herga , Chirurgien-Major de ce
vaiſſeau , fit mettre quatorze grains de ſublimé corroſif dans une pinte d'eau-de-vie , qu'il lui fit adminiſtrer à petite doſe. Le malade n'avoit pas encore
pris les deux tiers de la diſſolution , que les ſymptomes vénériens étoient entiérement diſſipés: cet homme
s'étant enivré , ſe ſaiſit ſans être apperçu , de la bou-
teille d'eau-de-vie qui contenoit le reſte de la diſſolution
du ſublimé , & le but d'un ſeul coup ; il devint auſſitôt
furieux , au point que l'on fut obligé de le mettre aux
fers , & de lui jetter ſur le corps pluſieurs ſeaux d'eau ;
par ce moyen , il ſe calma , & ſur le champ fut changé
de linge & couché ſur un cadre garni ; on le couvrit
bien , il prit une boiſſon délayante ; dès le lendemain
il ne reſſentit aucune incommodité de ſon ivreſſe ni
du ſublimé corroſif , & continua de ſe bien porter.
Je tiens ce fait de M. Varnec , alors ſecond Chirurgien
ſur ce même vaiſſeau.

Le ſublimé corroſif eſt un ſel mercuriel très-cauſti-
que ; mais étendu dans ſuffiſante quantité d'un fluide
aqueux , il perd ſes propriétés corroſives ; il en eſt de
même des acides vitriolique nitreux & marin , qui,
dans l'état de concentration , ſont auſſi très-corroſifs,
mais qui étendus dans de l'eau perdent cette propriété
au point d'être employés avec ſuccès en tiſanes dans
quelques maladies aiguës ; ſouvent même on les ſub-
ſtitue aux acides végétaux. Les acides minéraux & le
ſublimé ne ſont donc des poiſons que par la maniere

à ces remedes le mercure doux, à la dofe de quatre grains par jour, incorporé dans la premiere conferve, en obfervant de fufpendre l'ufage de ce bol, ainfi que de la folution du fublimé, dès que l'on s'apperçoit que ces préparations mercurielles excitent la plus légere chaleur à la bouche ; on recommence leur adminiftration auffi-tôt que cet accident eft ceffé.

IL ne nous refte qu'à nous occuper

de les adminiftrer. Les préparations antimoniales, telles que l'émétique & le kermès qui rappellent tous les jours des malades à la vie, ne deviennent-elles pas auffi des poifons dans des mains inexpérimentées ?

On trouvera de plus grands détails fur la diffolution de ce fel, dans l'*Expofition raifonnée des différentes méthodes d'adminiftrer le mercure dans les maladies vénériennes*, par M. de Horne, Doéteur en Médecine, ancien Médecin des Camps & Armées & en chef des Hôpitaux Militaires, Médecin de S. A. S. Monfeigneur le Duc d'Orléans, Cenfeur Royal, &c. Cet Ouvrage contient diverfes analyfes très-utiles fur différens remedes employés pour le traitement des maladies vénériennes.

des moyens qui paroiſſent les plus propres, ſinon à prévenir & à détruire,
du moins à rendre les cauſes des maladies des Negres plus rares & leurs effets
moins funeſtes, en diminuant leur fréquence & leur intenſité.

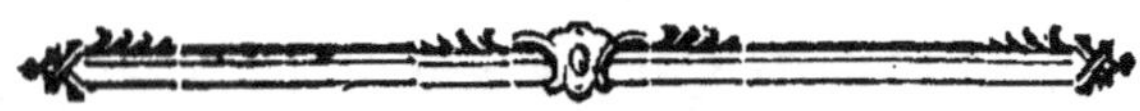

MOYENS

DE prévenir les maladies des Negres.

ON l'a déja dit au commencement de cet Ouvrage, la nourriture des Negres étant infipide, uniforme & non fermentée, ne fauroit produire dans les humeurs la réparation qui leur eft néceffaire, ce qui les fait dégénérer & les difpofe à la putréfaction qui en eft la fuite infaillible; delà la fievre putride & les autres maladies de ce genre; delà quelquefois la pefte que les vrais Médecins regardent comme le troifieme degré d'un feul & même mal, dont la fievre putride eft le premier, & la fievre maligne le fecond.

En effet, il y a des exemples de maladies peftilentielles produites uniquement par le défaut de vivres & par

la mifere. L'épidémie que nous éprou-
vâmes en 1768 , après nous être fauvés
du naufrage du vaiffeau du Roi l'*Aigle* ,
dans le détroit de Belle-Ifle , & que
nous communiquâmes aux habitans de
la paroiffe faint Barnabé , fur la rive
gauche du Fleuve Saint-Laurent , étoit
de ce genre.

Il eft vrai que le plus fouvent ce
fléau terrible eft la fuite d'un trop long
ufage d'alimens falés , du défaut de
fubfiftances fraîches , & fur-tout végétales. Le défaftre fe trouve même augmenté quelquefois par l'influence de
l'air , la mal-propreté fouvent occafion-
née par le défaut de linge , *&c.* La
contagion de l'Efcadre de M. Dubois
de la Motte , en 1757 , & celle de la
Guyane en 1764 , font deux exemples
de ce dernier genre que j'ai encore
éprouvés.

Qu'on ne s'y trompe pas , la nourriture purement végétale & fraîche, est propre, sans contredit, à s'opposer à l'alkalescence & à la putréfaction des humeurs, si elle est suffisante, variée, bien préparée, & de bonne qualité; mais le manioc (38) dont les Negres se nourrissent continuellement, ne sauroit, tel qu'il est préparé, produire cet avantage : ce n'est qu'une nourriture pesante, indigeste, mal élaborée, dépourvue de principes salins, inca-

(38) Le manioc est une plante originaire d'Afrique, transportée par les Européens dans les colonies avec les Afriquains qui s'en nourrissoient. Cet arbuste vient de bouture, & s'éleve jusqu'à sept pieds; son tronc est à-peu-près gros comme le bras, son bois mol & cassant, ses feuilles d'un verd brun, assez grandes, découpées profondément en maniere de rayons & attachées à de longues queues : ce sont les racines de cette plante qui servent de nourriture aux esclaves; elles sont communément plus grosses que des betteraves, & viennent presque toujours trois ou quatre attachées ensemble; il s'en trouve des especes qui mûrissent en sept ou huit mois de tems, mais la meilleure & celle dont on fait le plus d'usage demeure ordinairement quinze ou dix-huit mois en terre avant de parvenir à une parfaite maturité.

pable, en un mot, de régénérer les humeurs, & de s'oppofer à leur pu‑ trefcence.

MAIS cette nourriture peut devenir par la préparation, très-propre à opérer ces effets effentiels; il ne s'agit pour cela que de réduire le manioc en farine (39), de le faire fuffifamment fermenter avant de cuire, & d'enrichir fes principes

---

(39) La racine de manioc rapée & réduite en petits grains par la cuiffon, s'appelle *farine de manioc*. C'eft cette farine que je propofe de réduire en farine proprement dite, c'eft-à-dire, en poudre impalpable, pour en faire une forte de pain qui aura fubi le degré de fermentation néceffaire. Ce n'eft point une nouvelle découverte, en 1760 la récolte des grains ayant été infuffifante aux Ifles de France & de Bourbon, l'efcadre commandée par M. le Comte d'Aché, & la garnifon y vécurent pendant quelques mois de ce pain de manioc ainfi préparé; mais long-tems auparavant feu M. Figeac, habitant de l'Ifle de France, en avoit fait plufieurs fois l'expérience avec fuccès : cette même année, fon habitation étant toute plantée de manioc, il fut chargé d'y faire préparer de ce pain avec lequel les Soldats & Matelots furent nourris pendant tout le tems de la difette.

d'un peu de fel marin ; ce fel mis en petite quantité hâteroit la fermentation par fes vertus incifives , antifeptiques , même un peu ftimulantes , & s'oppoferoit à la putréfaction des humeurs : d'un autre côté , la fermentation ayant développé les principes nutritifs , tant falins qu'acides & mucilagineux , en les divifant à l'infini par l'atténuation , la digeftion en feroit plus facile , plus profitable aux Negres , plus capable de produire dans leurs humeurs cette réparation , fans laquelle elles tombent en dégénérefcence , & bientôt après en putréfaction.

LES vêtemens font encore un objet non moins digne de l'attention des Colons , puifqu'ils font également propres à concourir au même but. On l'a déja obfervé , la tranfpiration de l'habitude du corps fufpendue , produit des effets terribles ; l'exercice violent , le travail auquel les Negres font affujettis , la chaleur du climat, ouvrent les pores ; l'air fe rafraichiffant tout-à-coup, une pluie qui furvient, l'humidité ou une boiffon froide, l'arrêtent & la répercutent, d'où fuit un engorgement qui, felon la difpofition du fujet, & la qualité de fes humeurs, produit les différens accidens que nous avons remarqués.

Si les Negres étoient fuffifamment vêtus & couverts, s'ils avoient des rechanges, ils ne feroient prefque plus expofés à cette répercuffion, fi funefte par fes fuites. Une couverture de laine, une vefte de très-gros drap, deux gros bonnets, & quatre rechanges de toile, les mettroient à l'abri de ces accidens ; cette dépenfe faite une premiere fois, ne feroit renouvellée en entier qu'après un certain tems ; la couverture ferviroit pendant dix ans & plus ; la vefte & les bonnets ne feroient néceffaires que tous les trois ans : quant aux rechanges, il fuffiroit d'en ajouter deux par année.

Mais il y a des Colonies où les habitans font si peu aifés, que l'achat de ces articles feroit à la vérité un objet de dépenfe effrayant ; les Ifles de France & de Bourbon, plus qu'aucune autre, font dans ce cas ; cependant il eft poffible d'y établir cet ufage qui auroit par la fuite autant de force qu'une loi ; le meilleur moyen à employer pour cela, eft de procurer aux Colons les toiles, les couvertures, les veftes & les bonnets, à fi bon marché, que l'achat de ces objets ne puiffe pas faire pour eux une charge trop pefante.

Je vais mettre fous les yeux du Gouvernement, des objets qui méritent également fon attention, & la furveillance du miniftere public.

1°. La *guildive* ou *taffia* eft une boiffon âcre & malfaifante (40), lorf-

____

(40) Au moins en a-t-on plufieurs fois éprouvé ces effets aux Ifles de France & de Bourbon.

qu'on en ufe peu de tems après fa diftillation, & fur-tout avec excès : on conçoit aifément que la plupart des Negres épuifés par le travail & le libertinage, cherchant une réparation que leur nourriture ne peut leur fournir, fe livrent ordinairement à cette boiffon qui femble d'abord ranimer leurs forces, mais qui dans le fait, prife en trop grande quantité, contribue à les diffiper entiérement.

Il paffe pour conftant, aux Ifles de France & de Bourbon, que cette liqueur perd fa mauvaife qualité par le laps du tems ; on y a obfervé qu'après deux ans elle n'eft plus mal-faifante. Dans quelques-unes de nos Colonies, il avoit été prefcrit de garder le *taffia* pendant un certain tems, en tonneaux, avant de le mettre en vente ; l'exécution de ce Réglement étoit facile, néanmoins il eft refté long-tems fans effet ; il s'agit de le renouveller & d'en maintenir l'exécution.

2°. Toutes les rivieres de certaines Colonies font remplies d'une plante, connue fous le nom de fonge (41), & qui pouffe de très-groffes racines ; dans les tems de difette quelques habitans y ont eu recours pour la nourriture de leurs efclaves ; d'autres, foit pareffe, défaut de prévoyance ou avarice, ont auffi recours depuis à cet aliment bien plus mal-faifant encore que ne l'eft le manioc non-préparé ; les pertes qu'ils ont éprouvées, & qu'ils ont mal-à-propos attribuées à d'autres caufes, ne les ont pas encore éclairés fur leurs véritables intérêts ; il eft donc effentiel dans ces Colonies, de faire entrer dans une Ordonnance de police, la défenfe la plus expreffe d'employer le fonge pour nourriture des Negres, & cela fous des peines impofantes.

S'il eft étonnant que les Colons ne faffent pas préparer & diftribuer jour-

______

(41) Efpece d'*arum*.

nellement à leurs Negres, des boiſſons fortifiantes, propres à les déſaltérer, il l'eſt encore plus que cette idée ne leur ſoit pas venue dans les travaux forcés de leurs eſclaves, & ſur-tout dans les mauvais tems, pendant leſquels les corroborans ſont indiſpenſables ; la nature ſemble y avoir invité les propriétaires d'eſclaves, en plaçant avec profuſion, dans ces climats brûlans, les ſubſtances qui, exprimées & diſtillées, compoſent par leur mêlange ces boiſſons ſalutaires.

En effet, avec une pinte de *taffia*, quatorze pintes d'eau, une pinte de jus de citron, de limon ou de bigarrade, & une livre de ſucre brut ou groſſe caſſonnade, l'on fait une boiſſon très-fortifiante, dont l'uſage prévient pluſieurs maladies, celles ſur-tout auxquelles ils ſont le plus expoſés ; on aromatiſe ce mêlange avec ſuffiſante quantité d'écorce de ces mêmes fruits, qui ſert de correctif aux acides , & augmente le ton de l'eſtomac & des inteſtins.

DANS les Colonies où il n'y a point de *taffia* ou eau-de-vie de ſucre, on ſe ſervira d'eau-de-vie de riz ; mais indépendamment de ces reſſources , on trouve par-tout des fruits ſuſceptibles de fermentation , qui donnent par la diſtillation des eſprits ardens leſquels ſuppléent très-bien aux eaux-de-vie de vin , de riz , de ſucre & de grain : tels ſont tous les fruits doux & ſucrés , les oranges douces , les ananas bien mûrs , & autres ſemblables.

DANS quelques Colonies, on fait même avec des oranges un vin très-agréable , & qui donne par la diſtillation beaucoup d'eau-de-vie ; enfin tous les fruits ſéchés des différentes plantes légumineuſes , telles que les pois , les feves, les haricots, donnent auſſi des eſprits ardens, par la fermentation.

CES

(273)

CES boissons fortifient l'estomac, augmentent les forces digestives, & empêchent les grandes transpirations qui relâchent & affoiblissent les parties solides à un point excessif : le plus souvent, sans un petit verre de liqueur spiritueuse, en se mettant à table, la foiblesse de l'estomac ne permettroit pas de recevoir le quart des alimens nécessaires à la réparation & au renouvellement des humeurs : il y a même des Colonies (42) dont les habitans se trouvent si fatigués par les transpirations, qu'au milieu du repas , & sur-tout du dîner, ils sont dans l'usage de prendre un second petit verre de liqueur spiritueuse, qu'ils appellent *le coup du milieu.*

LES boissons spiritueuses prises avec modération , augmentent l'action de l'estomac, & font verser une plus grande quantité de sucs digestifs, soutiennent les forces, s'opposent à l'alkalescence

____

(42) A Cayenne , par exemple.

S

des humeurs & à leur putréfaction; ces avantages, inappréciables dans ces climats, doivent éclairer les Colons sur leurs véritables intérêts, & leur faire adopter les moyens que je propose pour prévenir les maladies de leurs esclaves. Je suis si persuadé de ces vérités, que lorsque l'on a refusé du vin aux Negres dans les Hôpitaux du Roi, où j'ai été chargé de la totalité ou d'une partie des malades, j'ai recueilli les meilleurs effets d'une espece de *punch* fait avec l'eau-de-vie ou le *taffia*, destinés pour les pansemens (43) des blessés, que je leur

____

(43) On fait un grand abus des spiritueux dans les pansemens des blessés. En général ils sont si contraires à la guérison des plaies, qu'il y a fort peu de cas où ils doivent être employés; j'excepte les plaies avec contusion, encore fais-je mettre des corps gras sur ces sortes de plaies; & seulement sur la contusion, des compresses imbibées de liqueurs spiritueuses. Cette exception porte aussi sur les ulceres des scorbutiques, chez lesquels il y a ordinairement un très-grand relâchement des parties solides. Dans les autres cas, l'usage des spiritueux est, je le répete, absolument contraire, parce qu'ils crispent les orifices des vais-

ai fait préparer & diſtribuer ſuivant leur
état.

J'ai rencontré un Médecin qui ſou-
tenoit que les boiſſons ſpiritueuſes ne
déſaltéroient pas dans les grandes chaleurs, mais il n'avoit jamais été aux
Colonies, & la Médecine eſt une ſcience
de faits & d'obſervations.

S'il ſe trouvoit encore des gens de
l'Art qui ne fuſſent pas de mon avis ſur
ce point important, à coup ſûr ce ne
feroit pas ceux qui ont reſté pluſieurs
années dans les Colonies.

Il feroit auſſi à ſouhaiter que le Gouvernement prît les meſures néceſſaires
pour faire entrer une ſemblable boiſſon
dans la ration des ſoldats ; quatorze
pintes par jour ou à-peu-près ſuffiroient
pour un ordinaire de ſept hommes ; on

ſeaux, & retardent beaucoup la ſuppuration qui ſeule
fait la cicatrice.

préviendroit leurs maladies, on diminueroit leur mortalité excessive ; la modicité du prix de cette boisson ne peut être mise en parallele avec les sommes immenses que coûtent leur traitement dans les Hôpitaux, & leurs remplacemens continuels ; d'ailleurs, quelle différence pour la guerre, d'un ancien soldat à un soldat de recrue ! j'ai vu M. Dumas, en 1768, pendant son commandement aux Isles de France & de Bourbon, sérieusement occupé de cet objet important. Les troupes & le service de Sa Majesté étoient à la veille de jouir de ces grands avantages, lors du retour de ce Commandant en Europe.

Il est inutile de prévenir qu'il seroit dangereux de distribuer aux troupes, aussi bien qu'aux Negres, les liqueurs spiritueuses avec lesquelles on fait la boisson que je propose, & de s'en rapporter à eux pour en faire le mêlange ; cette boisson doit leur être délivrée toute faite.

La mauvaiſe qualité des eaux n'étant que trop ſouvent la ſource de pluſieurs maladies des Negres , rien n'eſt plus important que de reconnoître les qualités bonnes ou mauvaiſes de ce fluide , dans tous les lieux où il ſe trouve. Nous allons en donner les moyens :

Si l'eau court rapidement ſur un ſable très-pur ;

Si elle eſt ſouvent agitée par le vent ;

Si elle eſt tranſparente , ſans goût , ſans odeur ;

Si bue elle ne peſe pas ſur l'eſtomac , n'occaſionne ni coliques , ni diarrhées ;

Si la viande & les légumes s'y cuiſent avec facilité ;

Si le ſavon s'y délaye bien ;

Si une petite quantité d'alkali fixe de tartre concret ou liquide , jettée dans un verre de l'eau que l'on veut éprouver , ne la blanchit pas ou la blanchit très-peu ;

Si dix ou douze gouttes d'eau mercurielle , ou d'une diſſolution d'argent ,

jettées dans un verre de la même eau,
n'en troublent pas la tranfparence ou la
troublent peu ;

O n peut en ufer avec confiance,
telles font les eaux des fleuves & de
plufieurs fources, celles qui tombent
fur la fin des orages, & celles des petites
pluies.

Les eaux qui blanchiffent quand on
y verfe de l'alkali fixe, où de l'eau
mercurielle, ont ordinairement une
faveur crue, contiennent plus ou moins
de terre, ou de félénite en diffolution ;
elles pefent fur l'eftomac, dérangent les
digeftions, produifent des coliques,
des diarrhées, engendrent des maladies
chroniques ; telles font les eaux crou-
piffantes des marais, des étangs, celles
des neiges, & celles de la plupart des
puits : on les corrigera en les agitant
fortement, ou en leur faifant fubir quelques degrés d'ébullition.

UNE eau trouble n'a befoin que d'être filtrée.

LES boules d'amalgames que l'on met quelquefois dans l'eau , ne fauroient l'améliorer.

LORSQUE les eaux précipitent beaucoup, il faut analyfer ces précipités pour en reconnoître la nature : à cet effet, on prend trente ou quarante pintes de ces eaux que l'on fait évaporer jufqu'à ficcité , à une douce chaleur, dans un vafe d'argent, de verre ou de terre : alors on prend une partie du réfidu, que l'on expofe fur des charbons ardens ; & fi en brûlant, elle répand une odeur d'ail, ces eaux contiennent des matieres arfénicales : l'on ne connoît point de moyen de les corriger ; l'ufage en eft très-funefte, heureufement la nature en fournit peu de ce caractere.

SI ce réfidu s'enflamme facilement ,

qu'il donne beaucoup de fumée, qu'il se raréfie & se réduise en charbon, les eaux d'où il est tiré contiennent des matieres bitumineuses, elles ne sont point dangereuses, mais leur saveur désagréable les fait ordinairement rejetter.

Si le même résidu calciné dans un creuset, blanchit, bouillonne, s'échauffe avec l'eau, comme la chaux vive, & qu'il fasse effervescence quand on y verse quelques gouttes d'acide, l'eau abonde en terre calcaire.

Si ces eaux contiennent quelques substances métalliques, on les reconnoîtra par le procédé suivant : on prend une partie du résidu obtenu par l'évaporation de l'eau, on le mêle avec trois parties de flux noir (44) réduit en

____

(44) Le flux noir est composé de deux parties de tartre blanc, & d'une partie de nitre, brûlées ensemble & réduites en charbon.

poudre ; on met le tout dans un creufet, avec la précaution de la couvrir d'un travers de doigt de fel marin décrépité ou defféché ; le creufet fermé, on le met dans un fourneau au milieu des charbons ; on échauffe peu à peu le creufet, jufqu'à ce qu'il foit très-rouge, & que la matiere foit fluide : alors on retire le creufet, & lorfqu'il eft froid, on le caffe ; & fi ces eaux contiennent réellement quelque fubftance métallique, elle forme un culot adhérent à la maffe faline qu'on retire du creufet, & dont il eft facile de le détacher.

Les eaux qui contiennent des particules cuivreufes font fur-tout à redouter : outre le procédé de la calcination, l'efprit volatil de fel ammoniac nous offre encore un moyen fûr de reconnoître ce poifon par-tout où il fe trouve ; l'on verfe fur un verre de l'eau que l'on veut éprouver, quinze ou vingt gouttes de cet efprit ; fi la liqueur fe trouble à l'inftant, devient verdâtre, & qu'enfuite en continuant l'affufion de la même liqueur, elle prenne une couleur de bleu célefte, elle contient du cuivre, on n'a plus alors que deux partis à prendre, ou de la corriger, ou de la profcrire.

Pour la corriger on prendra quarante ou cinquante pintes de ces eaux, fur lefquelles on jettera deux livres de limaille de fer; on les fera bouillir dans un vafe de fer ou de terre pendant une heure, & repofer pendant vingt-quatre; après quoi on tranfvafera doucement la liqueur, & alors fi l'alkali volatil ne la colore plus, c'eft une preuve qu'elle a dépofé fon cuivre, en fe chargeant d'un peu de fer qui n'empêche pas qu'on n'en puiffe ufer à l'intérieur. Pour être bien fûr du fuccès, cette opération devroit être faite fur une grande quantité d'eau, mais alors elle feroit trop difpendieufe; c'eft pourquoi il eft encore

(283)

plus prudent, à l'exemple de M. de la Bourdonnois (45) , d'en faire venir d'ailleurs , ou de changer le lieu de l'établiſſement.

Si en verſant dans un verre d'eau quelques gouttes d'un acide foible ,

―――――――――――

(45) Le Port-Louis de l'Iſle de France eſt entouré de hautes montagnes à une certaine diſtance. On trouve dans ces montagnes des eaux très-pures à leur ſource , qui , en parcourant le court eſpace qui les conduit à la mer , acquierent des qualités malfaiſantes en paſſant ſur des couches de terre chargées de particules cuivreuſes. Sous le gouvernement de M. de la Bourdonnois , l'uſage de ces eaux ayant occaſionné une épidémie dyſſentérique qui enleva un grand nombre d'hommes , il prit le parti de faire venir au port , des eaux de la grande riviere par un long canal bien pratiqué , dont la maçonnerie n'eſt pas encore finie ; elle eſt ſuppléée dans un long intervalle par un ſimple foſſé.

Cette partie de l'Iſle étoit alors couverte de bois impénétrables. Il étoit impoſſible de remonter juſqu'à la ſource des eaux. M. Dumas forma depuis le projet d'abreuver le port avec celles des ſources de la riviere des Lataniers & celles de l'enfoncement du port , afin de ſouſtraire en tems de guerre aux attaques du dehors ce beſoin de premiere néceſſité.

comme de l'efprit de vitriol, & même le vinaigre diftillé, il s'en exhale une odeur d'œuf couvé, cette eau contient du foufre ; & fi en même tems elle devient laiteufe, le foufre y eft en grande quantité. Ce même moyen de reconnoître le foufre dans une eau, fert auffi à l'en féparer ; à cet effet, on verfe dans une quantité donnée de cette eau quelque acide doux, tel que celui du citron, de la crême de tartre ; on filtrera la liqueur : l'eau qui paffera ne fera pas pure, à la vérité, elle fera un peu aci-de ; mais cette qualité ne la rendra que plus falutaire dans les Colonies, où la chaleur du climat n'indique déja que trop l'ufage des tempérans.

Quant à la dofe de l'acide qu'il faut employer pour corriger une .quantité donnée de cette eau, on ne fauroit la fixer ; c'eft à celui qui fera chargé de l'épreuve, à tâtonner ; il en verfera peu d'abord, & ainfi fucceffivement jufqu'à

ce que la liqueur foit filtrée claire , &
que les acides n'en élevent plus d'odeur ;
alors elle fera fuffifamment corrigée.

LES eaux qui impriment fur la langue
une faveur plus ou moins fenfible ,
contiennent des fels en diffolution ; on
ne peut les en dépouiller que par deux
moyens , le mélange de l'efprit-de-vin
à ces eaux (46) , très-difpendieux à la
vérité , & la diftillation (47).

---

(46) Si on verfe quinze à vingt gouttes d'efprit de
vin fur un verre d'eau falée , on voit le fel fe préci-
piter fous la forme d'une poudre blanche ; on filtre ,
& la liqueur qui paffe n'eft plus de l'eau falée , ni
même de l'eau fimple, c'eft une efpece d'eau-de-vie ;
fi on la fait chauffer, l'efprit s'évapore , & ce qui refte
eft de l'eau pure.

(47) La voie de diftillation pour féparer les fels
contenus dans ces eaux , feroit peut-être trop affujet-
tiffante dans les colonies , elle n'eft d'ailleurs ni difficile ni nouvelle. Le Pere Paulian , à l'article MER
de fon *Dictionnaire de Phyfique* , rapporte que M. Gau-
tier , Médecin de Nantes , en fit fur l'eau de mer ,
en 1717, au Port de l'Orient , à bord du vaiffeau de
guerre *le Triton*, des expériences qui lui réuffirent parfaitement , c'eft-à-dire que l'eau qu'il en retira fe

L'EAU , qui retenue quelque tems dans des bouteilles de verre , les brife avec éclat , ou qui , lorfqu'on les débouche , s'élance impétueufement en écume comme les vins moufſeux , contient beaucoup d'air fixe entre fes parties ; elle eſt acidule & quelquefois ferrugineufe , c'eſt ce qu'on nomme *eau gazeufe* ou *aërée* , telles font celles de Pougues (48) à Nevers. On corrigera ces eaux par la feule expoſition à l'air libre , l'agitation & la chaleur les diſſipent encore plus promptement : d'ailleurs quand il y reſteroit encore quelques principes ferrugineux , l'eau n'en feroit pas plus mal-faine (49).

---

trouva auſſi douce , auſſi légere que celle des meilleures fontaines & propre aux mêmes ufages. Le Pere Paulian a tiré ce fait des regiſtres des Procès-verbaux tenus au contrôle de la Marine au Port de l'Orient.

(48) En 1768 , feu M. de la Planche fit une analyſe très-exacte de ces eaux. Je fais ici avec reconnoiſſance l'hommage de mes principes en Chymie à la mémoire de ce favant Démonſtrateur en cette partie.

(49) On en a la preuve dans la bonne fanté des

L A plupart de ces eaux compofées, quoique moins funeftes à la fanté que défagréables au goût, ne fauroient être cependant employées comme boiffon ordinaire. Les Médecins, à qui l'expérience a découvert leur véritable propriété, favent les appliquer avec avantage au traitement des maladies, fous le nom d'*eaux minérales.*

I L fe rencontre quelquefois des eaux naturellement chaudes, quoique pures dans leur effence. On peut les rafraîchir, foit en les plongeant dans une diffolution de nitre ou de fel ammoniac, foit en les agitant par la fufpenfion fous les équipages, ou par tel autre moyen qu'on pourra imaginer. Les Marins rafraîchiffent quelquefois leurs eaux en mettant les bouteilles qui les contiennent dans des facs de toile qui les enveloppent exactement, ils les humectent

---

habitans de l'Ifle de France, qui ne font abreuvés que par des eaux plus ou moins ferrugineufes.

de tems en tems avec de l'eau de la mer, & les fuspendent à l'air libre. Elles font agitées par le mouvement du vaif-feau, & acquierent par-là une fraîcheur agréable.

Enfin une eau mauvaife dans fon principe devient bonne, lorfque, par les moyens que nous indiquons, elle a recouvré les qualités que nous avons affignées à ce fluide pour être falutaire.

CONCLUSION.

CONCLUSION.

Nous avons décrit dans cet Ouvrage les différentes maladies dont les Negres font communément attaqués ; nous en avons recherché les caufes, indiqué les fymptomes, fuivi la marche & les progrès , & établi la méthode curative d'après les principes généraux de la Médecine, fuivant les différences que la maniere de vivre & le climat font remarquer , foit dans les caufes, foit dans les effets.

On a vu que le traitement des maladies des Negres eft trop fouvent mal entendu.

Les gens de l'Art dans les colonies conduifent chaque jour les maladies les plus aiguës , telles que le *phrénitis*, le *gaftritis*, l'*hépatitis* & les maladies chroniques ; la cachexie , les obftructions , l'hydropifie , qui font fouvent

T

la terminaiſon des premieres mal traitées. Il ne ſuffit donc pas que les ſujets
deſtinés à exercer l'Art de guérir dans
ces poſſeſſions éloignées reconnoiſſent
les fractures, les luxations ; qu'ils ſa-
chent pratiquer des opérations qui ſont
infiniment rares ; ils doivent être encore
inſtruits de la Médecine-Pratique proprement dite, qui enſeigne à connoître
les maladies & les moyens d'y remédier ; de la matiere médicale ou ſcience
des médicamens, qui donne la connoiſ-
ſance de leur nature, de leurs vertus,
de leurs propriétés.

A CET effet, aucun ſujet ne devroit
être admis à l'exercice de cet Art qu'il
n'eût étudié les trois parties qui le compoſent, & qu'il ne fût en état de ſubir
ſur l'une comme ſur les autres l'exa-
men le plus rigoureux. L'exacte obſervation de cette regle produiroit le bon
effet qu'on en doit attendre ; l'on ne
verroit plus ſi ſouvent la fievre maligne

être la fuite du mauvais traitement de
la fievre putride ; les fievres doubles,
tierces, dégénérer en fievres malignes ;
l'on ne feroit plus un ufage inconfidéré
de la faignée, fur-tout dans de tels
climats & fur des individus qui réparent
difficilement ; on n'adminiftreroit plus
dans les maladies aiguës des purgatifs
violens, qui caufent des fuperpurga-
tions fouvent fuivies de fievres très-
violentes, d'élévations au foie, & même
d'inflammations gangreneufes à l'eftomac & aux inteftins, qui conduifent les
malades à la mort.

DANS les maladies aiguës où l'action
des vaiffeaux eft montée trop haut, on
ne fe permettroit que l'ufage des purgatifs mineurs dans lefquels le principe
actif divifé & étendu eft encore bridé
par un mucilage ; & non les purgatifs
majeurs réfineux, dont le principe rap-
proché irrite, ftimule, fond, atténue,
& qui font confacrés pour les mala-

dies chroniques , telles que l'œdeme, les infiltrations , les épanchemens , les obftruétions dans lefquelles il eft néceffaire non-feulement d'évacuer les humeurs , mais encore de s'oppofer à leur formation en rappellant le ton & le reffort des parties relâchées.

La louange , le blâme , le degré d'eftime , de confidération , l'exclufion ou la participation aux bienfaits du Gouvernement , font autant de reffources à mettre habilement en ufage pour parvenir à faire adopter univerfellement les moyens que je propofe.

L'administration peut encore efficacement concourir par la fageffe de fes vues , par fa fermeté pour le maintien des loix de Police , à la diminution des caufes des maladies des Negres, & arrêter , ou au moins réduire la dépopulation parmi eux.

C E T Ouvrage contient des vérités que l'on ne fauroit trop répéter aux habitans des colonies, des foins qu'on ne fauroit trop leur recommander. Avec la fatisfaction réelle de foulager la malheureufe humanité, d'adoucir la rigueur du fort de leurs efclaves, ils auront l'avantage de conferver plus long-tems des ferviteurs qui leur deviendront toujours plus utiles par l'attachement & la fidélité que cette follicitude de leur part doit infailliblement infpirer à ces êtres infortunés.

COMME cet Ouvrage eſt fait principalement pour les Colonies , j'ai cru devoir placer ici un *Précis d'Analyſe ſur les Eaux Minérales* , d'après les Chymiſtes modernes qui ont traité *ex profeſſo* de cette partie.

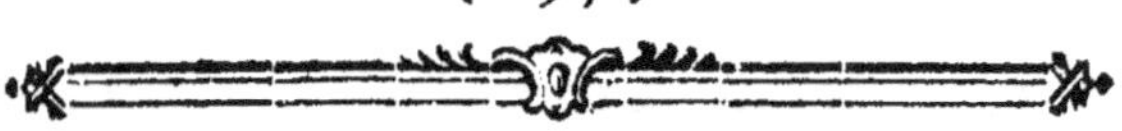

PRÉCIS

SUR

L'ANALYSE DES EAUX

MINÉRALES,

Pour servir de complément à ce que nous en avons déja dit.

LEs eaux minérales sont d'une utilité reconnue en Médecine pour le traitement des maladies chroniques ; ces maladies sont plus dangereuses encore, & plus opiniâtres dans les pays chauds que dans les autres climats : il est donc essentiel, dans les colonies, que les gens de l'Art connoissent les moyens d'analyser ces eaux, pour être en état d'éprouver toutes celles qui s'y rencontrent.

TOUTE eau qui en traversant les

T iv

entrailles de la terre en a pris différentes
fubftances étrangeres à fa nature , eft
appellée *eau minérale.*

LES fubftances dont l'eau fe charge
le plus communément font l'air, le feu,
la terre, le foufre ; & parmi les fels,
l'alkali fixe végétal, l'alkali fixe minéral
ou *natrum*, la félénite, l'alun, le fel
marin calcaire , le nitre calcaire, le
fel d'epfom, le fel de Glaubert, le fel
marin, le nitre, le vitriol martial.

PARMI les fubftances métalliques, le
fer, le cuivre, l'arfenic, le zinc ; enfin
des enduits gras & bitumineux.

SI ces fubftances exiftoient d'une
maniere bien diftincte dans les eaux
minérales, l'analyfe en feroit très-facile ;
mais elles s'y trouvent fouvent en fi
grand nombre, qu'il eft très-mal-aifé
de les obtenir chacune féparément pour
en conftater l'exiftence, & dans des

proportions ſi variées , qu'il n'exiſte peut-être pas dans la nature deux eaux abſolument ſemblables.

ENFIN ces combinaiſons naturelles ſont toujours ſi parfaites , que la plupart ſont inimitables.

L'ART mêle bien des ſubſtances ſemblables à celles qu'il obſerve dans les réſultats des analyſes , mais il ignore les proportions que la nature obſerve dans ces mêlanges ; eh ! qui ſait s'il n'altere pas les produits par les inſtru- mens mêmes qu'il emploie pour les découvrir ! qui ſait ſi l'on calcule exac- tement ces produits ! qui peut apprécier l'eſſence & la quantité préciſes de ces émanations ſubtiles que la moindre cha- leur évapore !

QUELQUE difficile que ſoit l'analyſe des eaux minérales , l'obſervation & l'expérience ne laiſſent pourtant pas de nous fournir d'excellens moyens pour les connoître.

Il ne faut que les sens pour découvrir si une eau est froide ou chaude ; si elle est onctueuse, trouble ou diaphane ; si elle coule ou si elle croupit ; quelle terre elle traverse, & quel limon. elle dépose ; quels animaux la fréquentent, & quels sont ceux qu'elle abreuve ; si son odeur est piquante, fétide, suffoquante ; si elle est douce, acidule, styptique, âcre, amere ou salée.

On apprécie sa chaleur par le thermometre ; sa pesanteur spécifique par la balance hydrostatique ; sa densité par le pese - liqueur. On l'éprouve sur la viande, sur les légumes, sur le savon ; on en fait boire aux animaux.

Enfin on a recours aux combinaisons chymiques, dont le détail va se trouver dans l'exposé suivant.

LES eaux chargées d'air sont appel-
lées *aërées* , *gazeufes* , ou *spiritueufes* ;
telles font celles de Pougues , du mont
d'Or , de Buffans , *&c.*

ELLES ont plus ou moins les caracteres fuivans : fortir en bouillonnant de
leur fource ; avoir la faveur piquante
& acidule , fans rougir le fyrop de violettes ; exhaler un air fubtil & quelquefois piquant ; s'élancer avec impétuofité
hors des bouteilles où on les a tenues
quelque tems enfermées , les brifer quelquefois , fi on ne leur donne iffue : tous
effets de l'air fixé , dont ces eaux font
plus ou moins imprégnées.

LES eaux chargées de fer font appel-
lées *chaudes* ou *thermales* : telles font
celles de Bourbonne.

ON en eftime la chaleur en plongeant deux thermometres égaux , l'un
dans l'eau commune , & l'autre dans

(300)

l'eau minérale , & cela à différentes heures du jòur & dans différentes faifons de l'année (50).

Quoiqu'insoluble dans l'eau , la terre s'y trouve quelquefois en diffolution ; mais cet ouvrage eft celui de la Nature. Celles qui , en filtrant à travers les voûtes & les parois des cavernes, s'y figent en larmes tranfparentes & calcaires ; qui dépofent dans leurs canaux des croûtes de même nature ; qui changent en pierres les fubftances végétales & animales qu'elles pénetrent ; tiennent de la terre en diffolution : on les nomme *eaux terreufes* ; leur faveur eft crue ; elles pefent fur l'eftomac ; elles cuifent mal ; le favon s'y coagule ; elles laiffent , par l'évaporation, des pellicules blanches terreufes que le feu change en chaux vive.

____

(50) On en rencontre de chaudes & infipides ; de chaudes & martiales ; mais le plus grand nombre des eaux chaudes font fulfureufes.

LE foufre n'eft jamais diffous dans les eaux minérales qu'à la faveur d'une fubftance alkaline ou calcaire : ainfi leur odeur eft toujours celle d'un foie de foufre.

LE fol qui les entoure & celui qui leur fert de lit, font ordinairement pleins de foufre ; un peu de cette terre mife fur les charbons ardens exhale l'odeur d'acide fulfureux.

LES fleurs de foufre nagent fur les eaux, ou s'amaffent fur la rive.

L'ARGENTERIE expofée près de ces eaux devient noire.

L'ACIDE le plus foible les blanchit, en fait un lait de foufre (51) ; ces eaux

------

(51) Le lait de foufre ordinaire fe fait en jettant un acide quelconque fur la diffolution du foie de foufre dans l'eau ; cette diffolution s'obtient en faifant

fe nomment *fulfureufes.* On appelle fimplement *hépatiques* celles qui , comme
les précédentes , noirciffent l'argenterie,
fentent l'œuf couvé , mais dont l'odeur
eft fugace , & qui ne donnent dans
toutes les expériences aucun veftige de
foufre : telles font celles de Montmo-
renci , près Paris ; l'eau qui croupit fous
les pavés des grandes villes a l'odeur de
foie de foufre , quoiqu'elle n'ait en elle
rien de fulfureux.

Les eaux alkalines font ordinairement graffes au toucher ; quelquefois
aërées , comme à Pougues ; elles ver-
diffent le fyrop de violettes , font effer-
vefcence avec les acides , forment avec
eux des fels neutres ; & fi on y fait
bouillir du foufre , elles prennent une
odeur hépatique.

Ce que nous avons dit des eaux ter-

bouillir du foufre en poudre dans de l'alkali fixe en
liqueur.

reufes, doit s'appliquer aux eaux chargées de félénite (52), qui font beaucoup
plus communes que les premieres, &
où elle fe trouve diffoute en beaucoup
plus grande quantité.

Les eaux alumineufes (53) fe diftin-
guent par leur ftypticité, elles ne font
pas acidules comme les eaux aërées;
les alkalis y excitent un précipité blanc,
qui, pouffé au feu dans un creufet, ne
fe change pas en chaux, mais s'y durcit plus ou moins : ce font les mêmes
caraĉteres des argilles.

L'eau évaporée laiffe un réfidu très-
ftyptique chargé de véritable alun, &

---

(52) La félénite eft définie un fel neutre terreux
compofé de craie unie à l'acide vitriolique. Les couches tranfparentes, triangulaires, que l'on trouve
dans toutes les carrieres de pierre à plâtre, font des
cryftaux naturels de ce fel.

(53) L'alun eft un autre fel terreux formé par
l'union de la terre glaife ou argilleufe à l'acide vitriolique.

qui par la cryſtalliſation donne, ſi on opere en grand, des cryſtaux en forme de pyramide quadrangulaire dont les angles ſont tronqués.

Si on les calcine parfaitement, ils donnent de l'acide ſulfureux, & ſe réduiſent en une maſſe ſpongieuſe, légere, qui fait ſur la langue l'effet d'une terre ſeche & inſipide (54) : d'ailleurs elles ſortent d'un terrein alumineux ; indice preſque certain de leur nature avant l'épreuve qui ne ſert plus qu'à fixer les proportions.

Le ſel marin calcaire fait partie des ſubſtances contenues dans les nouvelles eaux de Paſſy ; on le reconnoît avec peine ; comme deliqueſcent, il reſte dans l'eau après qu'on en a ôté

____

(54) Si l'on ſe contente de ſécher le ſel, il conſerve une ſaveur très-aſtringente ; il n'eſt inſipide que quand il a été calciné juſqu'à ce qu'il n'exhale plus d'odeur d'acide ſulfureux.

tous

tous les fels , & lui donne une faveur fort dégoûtante.

On deffeche les eaux rapprochées jufqu'à ce qu'elles ne fourniffent plus de fels par la cryftallifation ; on verfe fur la maffe qui en réfulte , de l'acide vitriolique , qui éleve auffitôt des vapeurs d'efprit de fel , & forme une félénite avec la bafe calcaire.

Un autre moyen de reconnoître ce fel , c'eft de verfer de l'alkali fixe fur ces eaux-meres ; il produit un précipité terreux ; on recueille ce précipité ; on le lave , on le calcine feul ou mêlé avec du foufre.

Seul , il fe convertit en chaux vive ; dans le fecond cas , il fe forme un foie de foufre calcaire.

Quant à la liqueur , on la filtre , on la fait évaporer jufqu'à pellicule ; on met enfuite le vaiffeau dans un

V

lieu frais ; & fi on a des cryftaux d'un goût falé & amer, qui décrépitent au feu, c'eft du fel fébrifuge de Sylvius (55) : ainfi on connoît tout-à-la-fois l'acide & fa bafe.

Le nitre à bafe calcaire (ou à bafe de terre abforbante) exifte plus rarement dans les eaux minérales , il fe reconnoît comme le précédent ; de plus , fi le réfidu des eaux-meres deffé-chées eft mis fur les charbons ardens, il fufe à la maniere du nitre.

La bafe eft une terre calcaire , fi le précipité terreux obtenu par l'affufion de l'alkali fixe fe change par le feu en chaux ; s'il ne le peut, on pourra le regarder comme une fimple terre abfor-bante , il exifte un femblable fel dans les eaux-meres dont on a retiré le falpêtre à l'Arfenal de Paris ; on éva-

____

(55) Ce fel eft formé par l'union de l'alkali qu'on ajoute avec l'acide qui conftituoit le fel marin calcaire.

pore ces eaux jufqu'à ficcité ; on les calcine parfaitement , & il ne refte plus que la bafe de ce fel. Cette bafe eft une terre blanche , qui ne durcit pas au feu comme l'argille , & n'y devient pas chaux vive , comme la terre calcaire (ou craie) , mais paroît tenir le milieu entre ces deux terres ; elle eft connue fous le nom de *terre abforbante ;* quelques Chymiftes croient qu'elle approche de la nature des alkalis fixes ; c'eft pourquoi ils la nomment auffi *terre alkaline.*

LE véritable fel d'epfom eft un fel vitriolique à bafe de terre abforbante ; la fontaine d'epfom en Angleterre , & de Sedlitz en Boheme , font celles qui en contiennent le plus.

LES eaux qui contiennent ce fel font ameres & purgatives ; elles le fourniffent affez aifément par l'évaporation. Ce fel eft d'un blanc matte , ne s'effleurit pas à l'air comme le fel de Glaubert , & eft fous la forme de petites aiguilles fines , comme le faux fel d'epfom du commerce (56).

Le fel de Glaubert , le fel marin, le nitre, fe reconnoiffent par leur faveur & leur maniere de fe cryftallifer ; par leurs propriétés, le premier , de s'effleurir à l'air ; le fecond , de pétiller au feu; le troifieme , de détonner fur les charbons , de les allumer fort vîte & de les confumer rapidement.

' Les deux premiers fe trouvent abondamment dans les eaux de la mer & des fontaines falées ; le nitre fe trouve répandu , mais en très-petite quantité dans les autres eaux minérales.

---

(56) Ce qu'on débite dans le Commerce fous le nom de *fel d'epfom* , n'eft rien moins que ce fel; c'eft un vrai fel de Glaubert mal cryftallifé , parce qu'il l'a été précipitamment ; il vient des eaux des fontaines , dont on a retiré le fel marin , par le moyen des *bâtimens de graduation* dans la Lorraine & la Franche-Comté.

LE fer eft quelquefois diffous dans les eaux minérales dans fon état métallique, comme à Spa , à Forges , à Paffy , dans les lieux où fe forment journellement les mines de ce métal ; leur faveur eft acidule & ftyptique ; leur limon eft ocracé (57) , elles dépofent par le laps du tems un fédiment femblable , & le fourniffent en plus grande quantité par l'évaporation.

SI on y verfe l'infufion d'une plante aftringente , comme le chêne , la noix de galle , l'écorce de grenade , la garence , le fumac , la rhubarbe , le quinquina , &c. le fer fe précipite avec la terre aftringente à laquelle il s'attache , & rend la liqueur brune ou noire fous différentes nuances , à raifon de la quantité de fer contenu dans l'eau.

LA plupart de ces eaux font froides ,

____

(57) L'ocre eft une terre martiale qui a été unie à quelque acide , & dans cet état diffoute dans l'eau , puis féparée de ce fluide à mefure que fon acide s'eft diffipé.

(310)

mais aërées ; il paroît même que c'eſt
à cette derniere qualité qu'eſt dùe la
diſſolubilité du fer dans l'eau.

LES eaux chargées de vitriol martial contiennent plus de fer à raiſon de
l'acide auquel il eſt joint.

L'INFUSION ou la poudre aſtringente
d'une des ſubſtances ci-deſſus les rend
beaucoup plus noires.

L'ALKALI fixe verſé ſur ces eaux y
excite un précipité verdâtre.

L'ALKALI fixe phlogiſtiqué (58)
en précipite un véritable bleu de
Pruſſe (59).

---

(58) L'alkali phlogiſtiqué eſt celui qui a été calciné
avec des matieres animales , comme la graiſſe , le ſang
de bœuf deſſéché , &c.

(59) Le bleu de Pruſſe eſt un précipité d'un très-
beau bleu produit par l'affuſion ou le mélange d'une
diſſolution d'alkali phlogiſtiqué ſur une diſſolution de
vitriol martial.

Un alkali ſimple décompoſeroit cette diſſolution,

(311)

ENFIN ces eaux évaporées fourniffent des cryftaux de vitriol verd.

LES eaux cuivreufes font rares, on
en rencontre dans les environs des mines de Saint-Bel, dans le Lyonnois ; on
y plonge des lames de fer bien féchées ;
elles fe recouvrent d'un enduit cui-
vreux.

ON y verfe de l'alkali volatil ; il
occafionne d'abord un précipité verdâtre ; puis, en continuant de verfer
la même liqueur, on voit l'eau s'éclair-
cir & prendre une belle couleur de
bleu célefte.

VALERIUS parle d'une eau qui tient
en diffolution du vitriol blanc (60), il

---

mais il fépareroit le fer fous une couleur d'encre ;
& l'alkali phlogiftiqué donne à ce précipité la couleur bleue.

(60) C'eft un fel neutre métallique, formé par
l'union d'un demi-métal, appellé *zinc*, à l'acide vitriolique.

dit qu'elle a une faveur ftyptique , & que fi on précipite le zinc en verfant de l'alkali fixe , le précipité jaunit le cuivre , foit qu'on en frotte ce métal , foit qu'on l'expofe fur un creufet , dans lequel on calcineroit ce précipité : ces eaux font d'ailleurs fort rares.

A ces notions particulieres fur chacun des principes qui conftituent les eaux minérales , 'l eft à propos d'en joindre de plus générales.

Toute eau minérale qu'on veut analyfer , doit être employée autant claire que fa nature le comporte ; fi elle ne l'eft pas , il faut la filtrer ; il faut auffi tenir compte de ce qu'elle perd par le repos ou la plus foible évaporation, ainfi que des dépôts métalliques ou terreux qui fe précipitent par ces feuls moyens.

En continuant l'évaporation , il faut retirer les vaiffeaux du feu à chaque pellicule qui fe forme à la furface , pour laiffer les fels fe cryftallifer dans leur ordre ; la félénite , s'il s'y en trouve , fera la premiere , le fel marin enfuite , puis le fel de Glaubert , le fel d'epfom ; enfin les fels déliquefcens reftent dans les eaux-meres.

On diftingue ces fels les uns des autres , & chacun en particulier , par leur faveur , leurs propriétés , leur maniere de cryftallifer, par l'analyfe, en y verfant des acides ou des alkalis.

On reçonnoît l'acide de ces fels en verfant de la folution d'argent , par l'acide nitreux , fur l'eau à examiner.

Elle y occafionnera un précipité ; fi ce précipité étant calciné fe réduit en un petit culot d'argent, c'eft du vitriol de lune, ce qui démontre que l'acide eft vitriolique ; fi au contraire la calcination le change en une maffe dure, & d'une tranfparence de corne, c'eft de la lune cornée, ce qui annonce que l'acide que l'on cherche eft l'acide marin.

U N E diffolution de mercure dans l'acide nitreux, peut nous conduire au même but; car s'il y a un fel dans l'eau minérale, cette diffolution s'y décompofera, comme fait la folution de lune; elle fournira un précipité dont on connoîtra la nature par le procédé fuivant.

O N fera bouillir l'eau minérale, & pendant l'ébullition on y verfera la folution de mercure; fi le précipité eft jaune, c'eft du turbith minéral, ce qui prouve que l'acide qu'on cherche eft vitriolique; fi le précipité eft blanc, s'il produit fur la langue un chatouillement qui excite une grande quantité de falive; fi fa faveur eft âcre & rongeante; fi mis dans une phiole à médecine fur un bain de fable à feu doux, il s'y fublime, c'eft du fublimé corrofif, dont l'acide eft marin.

(315)

L'ACIDE du fel à analyfer eft connu; cherchons fa bafe : elle doit s'être emparée de l'acide nitreux des folutions ajoutées, & avoir formé avec lui, ou du nitre, ou du nitre cubique, ou du nitre terreux, ou du nitre de fer, &c. ce qui donne à connoître que cette bafe eft de l'alkali fixe (61), végétal, minéral, une terre, du fer, &c.

ENFIN, pour bien connoître une eau minérale, il faut l'analyfer fur de très-grandes maffes, calculer exactement les produits, réitérer l'analyfe en différens tems; effayer fi l'on peut en faire d'artificielles, ce qui fera une preuve fynthétique, d'autant plus forte, que l'on aura mieux imité la nature.

IL feroit à fouhaiter pour l'heureufe application des moyens qui viennent

(61) **Après** avoir évaporé, pour obtenir tous les fels, on calcine le réfidu, & l'on en tire les inductions que nous avons indiquées en parlant de l'évaporation des eaux jufqu'à ficcité. *Voyez page 279.*

d'être propofés, que les gens de l'Art qui doivent les mettre en pratique, fuffent un peu verfés dans le manuel des expériences chymiques.

IL feroit encore à defirer, qu'après avoir reconnu les principes dont une eau minérale eft compofée, ils puffent par des épreuves fagement conduites, rechercher dans quels cas elle peut être utile ou nuifible.

ENFIN, dans les Colonies où l'on n'a quelquefois pas à choifir entre plufieurs eaux, il faut employer les moyens fûrs, faciles & peu difpendieux que nous avons propofés, pour rendre à celles qui s'y rencontrent les qualités d'une boiffon douce & falutaire. Ces moyens peuvent être perfectionnés, & même multipliés par les reffources de la chymie : les découvertes les plus glorieufes font celles qui intéreffent vraiment l'humanité.

F I N.

traiter l'Expofant, Nous lui avons permis &
permettons par ces Préfentes, de faire imprimer ledit Ouvrage autant de fois que bon
lui femblera, & de le vendre, faire vendre
& débiter par tout notre Royaume, pendant
le tems de fix années confécutives, à compter
du jour de la date des Préfentes. Faisons
defenfes à tous Imprimeurs, Libraires &
autres perfonnes, de quelque qualité &
condition qu'elles foient, d'en introduire
d'impreffion étrangere dans aucun lieu de
notre obéiffance : comme auffi d'imprimer,
ou faire imprimer, vendre, faire vendre,
débiter, ni contrefaire ledit Ouvrage, ni
d'en faire aucuns Extraits, fous quelque pré-
texte que ce puiffe être, fans la permiffion
expreffe & par écrit dudit Expofant, ou de
ceux qui auront droit de lui, à peine de
confifcation des Exemplaires contrefaits, de
trois mille livres d'amende contre chacun
des contrevenans, dont un tiers à Nous, un
tiers à l'Hôtel-Dieu de Paris, & l'autre tiers
audit Expofant, ou à celui qui aura droit de
lui, & de tous dépens, dommages & intérêts ; A LA CHARGE que ces Préfentes feront
enregiftrées tout au long fur le Regiftre de
la Communauté des Imprimeurs & Libraires
de Paris, dans trois mois de la date d'icelles ;
que l'impreffion dudit Ouvrage fera faite
dans notre Royaume, & non ailleurs, en
beau papier & beaux caracteres, conformément aux Réglemens de la Librairie, & no-
tamment à celui du 10 Avril 1725, à peine

de déchéance du préfent Privilege ; qu'avant
de l'expofer en vente, le Manufcrit qui aura
fervi de copie à l'impreffion dudit Ouvrage,
fera remis dans le même état où l'Approbation y aura été donnée, ès mains de notre
très cher & féal Chevalier, Garde des Sceaux
de France, le Sieur HUE DE MIROMENIL ;
qu'il en fera enfuite remis deux Exemplaires
dans notre Bibliotheque publique, un dans
celle de notre Château du Louvre, un dans
celle de notre très cher & féal Chancelier
de France le Sieur DE MAUPEOU, & un dans
celle dudit Sieur HUE DE MIROMENIL : le tout
à peine de nullité des Préfentes. Du contenu
defquelles vous mandons & enjoignons de
faire jouir ledit Expofant, & fes ayans caufes,
pleinement & paifiblement, fans fouffrir qu'il
leur foit fait aucun trouble ou empêchement.
VOULONS que la copie des Préfentes, qui
fera imprimée tout au long au commencement ou à la fin dudit Ouvrage, foit tenue
pour duement fignifiée, & qu'aux copies
collationnées par l'un de nos amés & féaux
Confeillers Secrétaires, foi foit ajoutée
comme à l'Original. COMMANDONS au premier notre Huiffier ou Sergent fur ce requis, de faire pour l'exécution d'icelles, tous
actes requis & néceffaires, fans demander
autre permiffion, & nonobftant clameur de
Haro, Charte Normande, & Lettres à ce
contraires : CAR tel eft notre plaifir. DONNÉ
à Paris, le dix-feptieme jour du mois d'Avril
l'an de grace mil fept cent foixante-feize, &

de notre regne le deuxieme. Par le Roi en
son Conseil,

LEBEGUE.

*Regiſtré ſur le Regiſtre XX de la Chambre
Royale & Syndicale des Libraires & Imprimeurs
de Paris, Nº. 554, fol. 148, conformément au
Réglement de 1723, qui fait défenſes, article
IV, à toutes perſonnes de quelque qualité &
condition qu'elles ſoient, autres que les Libraires
& Imprimeurs, de vendre, débiter, faire affi-
cher aucuns Livres pour les vendre en leurs noms,
ſoit qu'ils s'en diſent les Auteurs, ou autrement,
& à la charge de fournir à la ſuſdite Chambre
huit Exemplaires preſcrits par l'article CVIII,
du même Reglement. A Paris, ce 14 Mai 1776.*

HUMBLOT, Adjoint.

ERRATA.

Page 14, lig. premiere, Chinſuras, *liſez*, Chinſurat.
Page 49, lig. 14, l'éther nitreux, *liſez* l'éther vitrio-
lique.
Page 54, lig. 4, d'éther nitreux, *liſez* d'éther vitrio-
lique.
Page 75, lig. 9, de ſueurs, *liſez* des ſueurs.
Page 87, lig. 20, pilules de cynogloſe, *liſez* les
pilules de cynogloſe.
Page 196, lig. 10, arrêtée, *liſez* arrêté.
Page 257, lig. 16, du gayac, *liſez* de gayac.
Page 259, ſecond paragraphe de la note, *lig.* 4,
vitriolique nitreux, *liſez* vitriolique, nitreux.

De l'Imprimerie de STOUPE, rue de la Harpe.

9 782019 996482